Dr Odile BAGOT

PERTURBATEURS ENDOCRINIENS

LA GUERRE EST DÉCLARÉE !

MANGO

Nous n'héritons pas la terre de nos ancêtres,
nous l'empruntons à nos enfants.

Proverbe

À mes petits-enfants, présents et à venir.

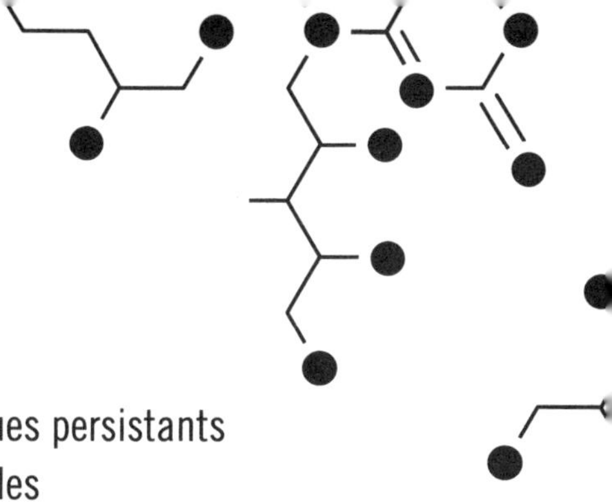

LA CHIMIE | 51

LA BIOLOGIE | 85

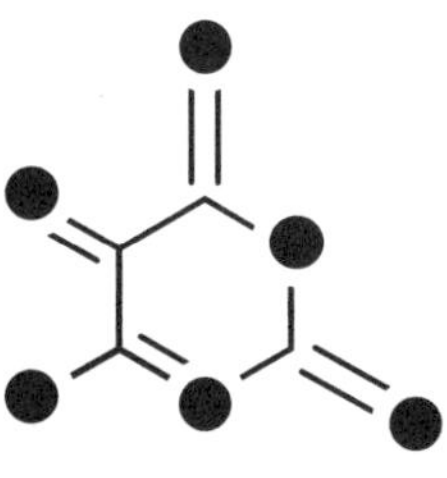

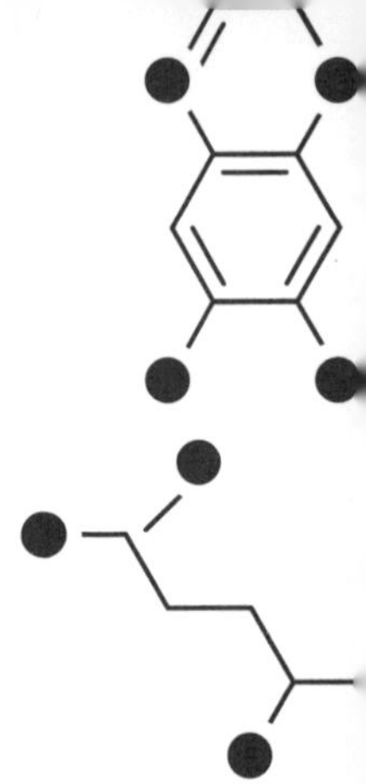

PRÉFACE

Perturbateurs endocriniens : au secours ! Je n'y comprends rien !

Depuis quelques années, on entend bien des choses aux noms compliqués comme bisphénol, parabène, chlordécone... pour les plus simples !

On les entend associés à des choses qu'on connaît malheureusement souvent trop comme cancer, obésité, diabète et même autisme.

Il semble que tout soit devenu dangereux. Plus moyen de manger, de se laver, de nettoyer son intérieur sans s'imaginer exposé aux pires complots des multinationales qui n'ont que notre porte-monnaie en ligne de mire.

Une étude scientifique semble contredire l'autre, et comme nous ne sommes pas spécialistes, nous finissons par devenir un tantinet paranoïaques.

Du calme ! Cet ouvrage est pour vous. Il fait un point des connaissances sur les maladies, sur leurs survenues plus ou moins grandes avec divers perturbateurs endocriniens, et sur les incertitudes (ce qui n'est pas le moins important). Ceux qui aiment la vraie science suivront les explications détaillées du mode d'action de ces méchants produits pour tromper nos valeureux organismes. Ceux qui aiment la précision liront comme un roman les protocoles expérimentaux et les démonstrations. Ceux qui se sentent perdus dans la jungle des alkylphénols ou des polychlorobiphényls pourront aller directement aux parties intitulées « Dans la vraie vie ».

Odile Bagot est à la fois médecin et mère de famille. Elle sait parler le langage de la science et celui du fourneau. Elle a, de plus, un humour qui ne gâte rien pour aborder ces sujets anxiogènes.

Et si, hommes et femmes trop pressés, vous ne deviez retenir qu'un seul chapitre, ce devra être évidemment le dernier : « Et maintenant, que vais-je faire ? » Des solutions simples existent pour tous les instants de la vie quotidienne (particulièrement importants pour Maman et bébé). Il y a moyen d'éviter de se tromper en mettant en œuvre des principes élémentaires pour l'alimentation, la maison, le mobilier, les vêtements, la cuisine…

Au risque d'être simplistes, soyons pragmatiques. Depuis quelques dizaines d'années, Homo sapiens s'expose à des centaines de produits qui se révèlent tout sauf anodins pour nos organismes. Il les ingère, les respire, s'en enduit, s'en frotte... Certes, ils ont de fantastiques propriétés qui rendent la vie facile, mais, à force de se multiplier en nombre et en concentration, ils finissent par avoir plus d'effets néfastes que bénéfiques. Ne parlons même pas de l'effet cocktail.

Sont-ils tous indispensables ? En si grand nombre ?

Le principe de précaution nous dicte de ne pas nous aventurer sans un minimum de garde-fous. À plus forte raison quand une suspicion scientifique, dûment étayée, nous met en garde. Encore plus quand des solutions alternatives existent, qui ne sont pas hors de prix (et quel est donc le coût d'un cancer ou de l'obésité pour un individu, sans parler de sa souffrance ?).

Faites lire cet ouvrage, méditez-le et vivez mieux !

Isabelle Autissier
Présidente du WWF

AVANT-PROPOS

Un nouvel ouvrage consacré aux perturbateurs endocriniens pourrait *a priori* soulever quelque interrogation sur le bien-fondé d'une telle démarche. Nous assistons en effet depuis quelques années à la publication de manuels rarement rédigés par des experts, mais plutôt par des individus prêts à surfer sur la vague de l'écologie pour obtenir une reconnaissance facile.

Le livre du docteur Odile Bagot se distingue donc des précédents parce qu'il est rédigé par un médecin, une gynécologue, c'est-à-dire une spécialiste du terrain, en contact direct avec la problématique des conséquences de la pollution environnementale sur la santé de la femme, et celle de sa famille.

Cet ouvrage est avant tout une mise au point exhaustive sur la thématique des perturbateurs endocriniens, en rappelant avec précision la liste actuelle de ces composés chimiques, leurs impacts physiopathologiques et leurs conséquences cliniques.

Il s'agit aussi de présenter l'étendue des différentes sources de contamination, lors de la vie quotidienne, des activités professionnelles, ou dans le lieu d'habitation. Chacune des situations à risque est assortie de conseils pratiques ou de recommandations utiles, sinon indispensables, à titre individuel et collectif.

Nous traversons, en effet, un véritable cataclysme planétaire, où le réchauffement climatique, la réduction des espaces de vie, la déforestation et la surexploitation des ressources naturelles se conjuguent à l'effondrement de la biodiversité et la contamination de l'air, de l'eau et de la chaîne alimentaire par les perturbateurs endocriniens (et notamment les pesticides).

Au-delà de leur action sur l'équilibre endocrinien, ces composés chimiques créés par l'homme se révèlent être aussi des perturbateurs du métabolisme glucidique (diabétogènes), du tissu adipeux (obésogènes), et du développement du système nerveux central, de l'équilibre immunitaire, du microbiote intestinal, mais ils agissent également comme des reprotoxiques, des mutagènes et des cancérigènes.

Leur impact est particulièrement préoccupant pendant la grossesse : en altérant le développement fœtal, ils sont à l'origine de malformations et maladies chez l'enfant et chez l'adulte.

Le spectre des conséquences cliniques de la pollution chimique ne cesse de s'élargir : maladies endocriniennes, désordres métaboliques, stérilité, maladies inflammatoires, maladies auto-immunes, troubles du développement psychomoteur, autisme, maladies neurodégénératives, maladies psychiatriques, maladies hépatiques, maladies cardiovasculaires, et enfin cancers, dont la prévalence augmente singulièrement.

Et pourtant, l'exemple de la contamination délibérée par l'agent orange au Vietnam, un puissant pesticide, comme celui du scandale du Distilbène®, un xénœstrogène, « médicament » prescrit à des milliers de femmes enceintes, auraient dû alerter les médecins autant que les citoyens et les responsables politiques sur l'impact des perturbateurs endocriniens chez la femme enceinte.

En effet, dans les années qui suivirent l'épandage aérien de l'agent orange (dioxine), lors de la guerre américano-vietnamienne, des malformations multiples et des cancers ont été observés chez des milliers d'enfants. De plus, cet impact persiste pendant plusieurs générations.

La prescription inconsidérée du Distilbène® (DES), un xénœstrogène, à des millions de femmes enceintes dans le but de maintenir une grossesse à risque, a généré de nombreuses malformations des organes génitaux internes et externes chez les descendants, un risque élevé de cancer du vagin chez des adolescentes de mères DES, et plusieurs autres anomalies du développement somatique ou psychique. La transmission transgénérationnelle de cette contamination fœtale, bien analysée chez l'animal, commence à être documentée chez l'homme et soulève, parmi des experts de la santé environnementale, une interrogation tout à fait légitime sur l'avenir des générations futures.

Malgré l'existence de ces deux scandales sanitaires historiques, véritables « modèles cliniques expérimentaux » de la contamination de l'homme par les perturbateurs endocriniens, nous n'avons pas eu la pertinence de tirer les leçons qui s'imposaient…

Alors que la Charte de l'environnement imposait le droit pour chaque individu à vivre dans un environnement équilibré et respectueux de la santé, que l'OMS (Organisation mondiale de la santé) précise que l'environnement représente l'un des déterminants de notre santé, que la garantie des droits de l'enfant impose une observance rigoureuse de la protection du fœtus, rares sont ceux qui ont été sensibilisés aux alertes de Hans Jonas, qui annonçait, il y a près de cinquante ans, que l'absence de préservation de notre environnement constituait un crime à l'encontre des générations à venir. Si l'on ajoute le risque d'une transmission transgénérationnelle des conséquences des perturbateurs endocriniens, on renforce l'impérieuse nécessité d'une réflexion éthique que devrait susciter la pollution par les pesticides et autres perturbateurs endocriniens. Nous sommes redevables pour les générations futures du désastre à venir.

Une prise de conscience urgente de la gravité des conséquences de la pollution environnementale s'avère indispensable, et l'engagement individuel et collectif devient une priorité.

Face à l'ampleur de ce problème de santé publique, véritable défi pour nos sociétés, l'information du grand public ct des décideurs reste un enjeu de premier plan. Au-delà des déclarations politiques, des conférences d'experts, qui ciblent une population déjà sensibilisée, la publication de l'ouvrage du docteur Odile Bagot représente donc un outil pédagogique singulièrement utile pour le citoyen qui s'interroge sur la réalité et l'ampleur de la problématique, pour l'enseignant qui souhaite partager ces connaissances avec les plus jeunes, et pour les politiques, souvent prompts à remettre en question certaines évidences fondées sur des preuves et portées par des lanceurs d'alerte objectifs et indépendants.

J'ajoute que le ton de l'ouvrage, souvent empreint d'humour et de légèreté, ne saurait desservir la gravité de la cause qu'il défend.

Voilà pourquoi c'est un plaisir et un honneur de rédiger l'avant-propos de cet ouvrage qui répond, sans conteste, à une triple mission : celle d'informer les citoyens consommateurs et à les inciter à devenir « consom-acteurs », celle de conseiller les femmes, mères de famille, et individus conscients de la réalité des risques de la pollution environnementale sur la santé, et enfin celle de participer à l'éveil des consciences, face à ce scandale sanitaire, économique, social, éthique et juridique qui s'installe sournoisement, silencieusement, et qui risque d'obérer l'avenir de nos enfants et des générations futures.

Je suis convaincu que ce manuel deviendra un document de référence pour le citoyen curieux, responsable ou préoccupé et recueillera l'écho qu'il mérite auprès des lecteurs.

Docteur Charles Sultan
Professeur émérite d'endocrinologie pédiatrique,
université de Montpellier

Membre du GSE (groupe santé-environnement)

Membre de la Task Force Internationale
(pesticides/*public health*)

Président de l'AFAPE
(association française pour l'expertise
de l'agent orange et des perturbateurs endocriniens)

Codirecteur du diplôme interuniversitaire
(médecine de l'environnement)

INTRO-
DUCTION

Lorsque, en l'an de grâce 2017, je réponds à la commande d'un article sur « Les risques endocriniens des cosmétiques pendant la grossesse », j'ignore jusqu'où cela va me mener... Comme vous, j'ai entendu parler des parabènes, du bisphénol A, et... c'est à peu près tout !

Armée de ma bonne volonté, de mon esprit scientifique et de mon expertise de médecin, je lance mes premières recherches bibliographiques. Trop tard pour faire machine arrière, je viens de tirer le fil d'une pelote que, pendant des semaines, je vais dérouler, allant de surprises en découvertes, de lueurs d'espoir en abîmes de désolation.

Quelques semaines plus tard, je suis invitée au Salon du mieux-vivre de Fribourg, en Suisse, pour donner une conférence sur – je vous le donne en mille : « La santé de la femme et les perturbateurs endocriniens ». Et me voilà élargissant le champ de mes recherches.

Quant à l'actualité, elle n'est pas en reste cette année-là, entre les atermoiements de la Commission européenne pour donner une définition des perturbateurs endocriniens et l'affaire du glyphosate. N'en jetez plus, la coupe est pleine : je vais apporter ma modeste contribution à l'opération de sauvetage des femmes, des enfants… et des hommes, tant que j'y suis !

Je commencerai par clarifier le sujet pour que la compréhension soit plus simple, ensuite, je vous livrerai les clés pour tirer votre épingle du jeu. Si au départ ma spécialité n'était pas les perturbateurs endocriniens, je rencontre et je soigne toutefois des femmes depuis trente ans, et côté hormones, grossesse, fertilité ou cancer du sein, je finis par en connaître un rayon !

J'ai lu pour vous les livres des meilleurs spécialistes de la question, j'ai ingurgité des dizaines de publications scientifiques, je les ai décortiquées, analysées, moulinées, puis cuisinées pour vous en extraire la substantifique moelle.

Il y a certainement moins de quoi rire que dans mes autres livres[1], mais la pédagogie reste identique, et elle a fait la preuve que tout, mais absolument tout, peut être expliqué avec des mots simples et donc compris par chacun.

[1] J'ai publié mes deux premiers ouvrages sous le pseudonyme Mam Gynéco : *Dico des nanas* (épuisé) et *Dico des femmes enceintes* chez Hachette Pratique, et sous mon vrai nom pour *Vagin, on vous dit tout !* et *Ménopause, pas de panique !*, chez Mango éditions.

Mes références, ce sont trois livres écrits par des auteurs engagés, passionnés et dont l'expertise dans leur domaine est incontestable et incontestée.

André Cicolella, chimiste, toxicologue, président de l'association Réseau environnement santé (RES), a publié *Cancer du sein : en finir avec l'épidémie*[2]. Barbara Demeneix, biologiste spécialiste de la thyroïde et professeure au Muséum national d'histoire naturelle de Paris, est l'auteure de *Cocktail toxique : comment les perturbateurs endocriniens empoisonnent notre cerveau*[3]. Et Denise Caro, médecin et journaliste, avec Rémy Slama, directeur de recherche à l'INSERM et président du comité scientifique du programme national de recherche sur les perturbateurs endocriniens, ont coécrit *Les Perturbateurs endocriniens : comment affectent-ils notre santé au quotidien ?*[4]

Je tiens à rendre hommage à ces scientifiques qui, en plus de leur métier de chercheur, de médecin ou d'enseignant, ont pris leur bâton de pèlerin, ont frappé à toutes les portes, afin de faire prendre conscience à nos dirigeants de la gravité et de l'urgence de la situation et ainsi faire bouger les lignes sur le plan politique. Alors, merci, merci à eux, pour nous, mais surtout pour les générations futures !

[2] A. Cicolella, *Cancer du sein : en finir avec l'épidémie*, Les Petits Matins, 2016.
[3] B. Demeneix, *Cocktail toxique : comment les perturbateurs endocriniens empoisonnent notre cerveau*, Odile Jacob, 2017.
[4] D. Caro & R. Slama, *Les Perturbateurs endocriniens : comment affectent-ils notre santé au quotidien ?*, Quae, 2017.

Ma propre pierre à l'édifice sera peut-être de permettre à ceux et celles qui se sentent un peu perdus face à un discours scientifique parfois complexe d'en bénéficier sous une forme plus accessible. Si, après la lecture de ce livre, vous voulez en savoir encore plus, n'hésitez surtout pas à vous plonger dans ces trois ouvrages de référence, ils sont une mine d'informations !

Puisque nous en sommes aux hommages, il faut que je vous parle de deux femmes extraordinaires, chacune ayant eu, à plusieurs décennies d'intervalle, l'intuition, puis la certitude, que la flore, la faune et en fin de compte l'humanité, étaient mis en péril par la pollution chimique de l'environnement. Mais ces femmes ne se sont pas contentées de crier au loup, elles ont agi !

La première est Rachel Carson, une zoologiste et biologiste américaine. Elle publie en 1962 *Printemps silencieux,* un livre qu'elle écrit après avoir constaté, ne les entendant plus autant chanter, que les oiseaux étaient en train de disparaître. La pollution des espaces cultivés et naturels par des pesticides, dont le fameux DDT, en perturbant la reproduction des oiseaux, est alors reconnue comme responsable de ce phénomène. Ce livre aura un grand retentissement aux États-Unis, et des mesures seront prises rapidement dès lors que l'on constatera que le pygargue à tête blanche est touché par l'hécatombe. Et pourquoi donc le pygargue à tête blanche, me direz-vous ? Cet oiseau, qu'on pourrait confondre avec un aigle, figure sur le blason officiel de la présidence des

États-Unis, et outre-Atlantique, on ne plaisante pas avec ce genre de symbole !

En 1991, soit presque trente ans plus tard, une autre Américaine, également zoologiste, Theo Colborn, après avoir observé l'altération de la faune et de la flore aquatique des Grands Lacs, sera la première à identifier et définir un perturbateur endocrinien comme « une substance de synthèse ou naturelle qui mime ou perturbe l'action des hormones dans le règne animal ». Elle rassemble alors à Racine (Wisconsin, États-Unis), au Wingspread Conference Center, vingt et un scientifiques de différentes disciplines (toxicologues, zoologistes, anthropologues, biologistes, endocrinologues) pour partager et discuter cette découverte fondamentale. Cette rencontre historique se conclut par l'appel de Wingspread :

> **« Nous savons avec certitude qu'un grand nombre de produits chimiques de synthèse libérés dans la nature, ainsi que quelques composés naturels, sont capables de dérégler le système endocrinien des animaux, y compris celui de l'homme. »**

Faisons encore un bond de vingt-six ans dans le temps, pour arriver en 2015. Les scientifiques des sociétés internationales d'endocrinologie[5] font une déclaration commune, qui dit en substance :

[5] A.C. Gore, V.A. Chappell, S.E. Fenton, J.A. Flaws, A. Nadal, G.S. Prins, J. Toppari, R.T. Zoeller, « The Endocrine Society's Second Scientific Statement on Endocrine-Disrupting Chemicals », *Endocr Rev*, 2015.

« Il y a une forte preuve de l'implication des perturbateurs endocriniens, tant du point de vue des mécanismes et de l'expérimentation animale que de l'épidémiologie humaine, notamment pour les effets suivants : obésité et diabète, reproduction chez l'homme et chez la femme, cancers hormono-dépendants chez la femme, cancers de la prostate, effets thyroïdiens, neuro-développementaux et neuro-endocriniens. »

Chez les mammifères, le système endocrinien regroupe l'ensemble des organes qui fabriquent des hormones : le pancréas, les glandes surrénales, la thyroïde, le thymus, les ovaires chez la femelle, et les testicules chez le mâle. Ces hormones ont elles-mêmes des organes, des tissus ou des cellules cibles, par exemple l'adipocyte pour l'insuline sécrétée par le pancréas, le cerveau pour les hormones thyroïdiennes, les organes génitaux pour les hormones sexuelles, c'est-à-dire la testostérone et les œstrogènes. Les hormones thyroïdiennes et sexuelles ont un rôle important pendant la grossesse, respectivement sur la maturation du cerveau du fœtus et la différenciation de ses organes génitaux.

Moi qui vous avais promis des choses faciles à lire… En tout cas, la messe est dite, la question n'est plus aujourd'hui de savoir si les perturbateurs endocriniens représentent un danger pour la santé, mais bien de trouver comment éviter une catastrophe mondiale ! Et si, sur votre chemin, vous croisez encore une personne sceptique – ou de mauvaise foi –, renvoyez-la à la déclaration de 2015 des papes de l'endocrinologie mondiale !

Descendons de ces hautes sphères scientifiques pour vous raconter comment, avant même que l'on parle de perturbateurs endocriniens, certaines observations m'ont mis la puce à l'oreille…

LA PUCE À L'OREILLE

Depuis une bonne trentaine d'années, je suis perplexe devant certaines situations que j'ai vécues comme maman, ou observées comme gynécologue. Ces énigmes me trottent dans la tête depuis tout ce temps, et je n'y avais jusqu'à présent pas trouvé d'explication satisfaisante. Depuis que je m'intéresse aux perturbateurs endocriniens, je n'irai pas jusqu'à dire que j'ai résolu le mystère, mais j'ai le sentiment qu'une partie du voile se lève. Sans pour autant être des preuves, les histoires que je vais vous raconter me permettent aujourd'hui d'avancer certaines hypothèses.

DES HISTOIRES DE VIE ET DE FEMMES

Nous sommes en 1985, je viens d'accoucher de ma première fille, et je fais le choix d'allaiter ce « bébé parfait » de trois kilos pour cinquante centimètres. L'allaitement est exclusif, mais les joues roses de ma petite Anne-Catherine se couvrent au fil des semaines d'une sorte d'acné. Pour diminuer l'inflammation, je tartine le visage de mon bébé de pâte à l'eau. Maquillée en clown blanc mi-rigolo, mi-triste, notre petite fille d'alors nous fait encore rire aujourd'hui lorsque nous feuilletons les albums photos ! En quelques mois, les boutons finissent par disparaître. Ce phénomène se reproduira de manière infiniment moins intense, et sur un temps beaucoup plus court, pour Claire, sa cadette, et plus du tout pour les petites dernières, pourtant allaitées tout autant, voire plus longtemps. Comment expliquer ce phénomène ?

Voilà mon hypothèse : j'ai probablement relargué dans mon premier lait des substances accumulées dans mon organisme depuis ma tendre enfance. En effet, un bon nombre de polluants, étant liposolubles, s'accumulent dans le tissu graisseux où ils persistent de très nombreuses années. On a aujourd'hui la preuve de la présence de polluants organiques persistants chez les ours polaires – dont je ne suis pas ! Je vous en reparlerai. Par ailleurs, la peau de mon bébé n'était pas sans rappeler, en moins sévère, bien sûr, la chloracné de Seveso[6].

[6] Accident industriel en Italie en 1976 avec intoxication à la dioxine : un nuage d'herbicide s'échappe de l'usine et contamine les environs proches, provoquant l'hospitalisation des enfants des alentours qui souffrent de chloracné, une affection qui affecte la peau. Près de 3 000 animaux domestiques et 77 000 têtes de bétail y trouvent la mort.

Qu'aurais-je mangé ou respiré dans mes jeunes années qui aurait été déstocké dans mon lait vingt-cinq ans plus tard ? Et si les émanations âcres de l'usine de pâte à papier Stracel, implantée au port du Rhin à Strasbourg, qui nous incommodaient régulièrement dans le quartier de la Meinau, où j'ai passé mon enfance et ma jeunesse, y étaient pour quelque chose ?

Tous les vieux Strasbourgeois s'en souviennent, puisque l'usine a arrêté son ancienne unité polluante de pâte chimique pour l'installer en Chine seulement au début des années 2000. Or, le blanchiment au chlore de la pâte à papier dégage… de la dioxine, comme à Seveso ! Et qu'y avait-il à côté de l'usine de pâte à papier ? L'incinérateur d'ordures de la communauté urbaine de Strasbourg, bien connu pour dégager, lui aussi, de la dioxine.

Et une pièce de plus pour compléter le puzzle. Cependant, pas de regret pour autant, car les laits maternisés, surtout à l'époque, étaient bien plus pollués que mon lait maternel.

Je vous ai parlé de la première de mes filles ; passons à la petite dernière, arrivée neuf ans plus tard. Nous sommes une jolie famille, avec déjà quatre filles en bonne santé. Nous mangeons bio, habitons une maison écologique, bref, nous avons tout juste sur le papier ! Mais cette grossesse nous cause bien du souci, car les échographies répétées montrent que le périmètre crânien du bébé est en dessous de la norme.

Nous allons jusqu'à faire une amniocentèse : ouf, ce sera une cinquième fille, sans anomalie chromosomique ! Les dernières mesures au mois de juillet, faites par deux opérateurs différents (et encore vérifiées par moi-même à mon cabinet), confirment la microcéphalie. Louise naît le 21 septembre avec... un périmètre crânien normal. Que s'est-il donc passé durant l'été 1994 ?

Nous étions à Saint-Pabu, en Bretagne, pour nos trois semaines de camping au bord de la mer, comme tous les ans ! Ce n'est qu'après avoir lu Barbara Demeneix[7] que, vingt-trois ans plus tard, j'ose avancer une explication. Dans notre souci de bien faire, nous salons peu notre alimentation et n'utilisons que du sel de mer, qui, pourtant, contient tous les oligo-éléments bons pour la santé. Tous, vraiment ? Erreur, grossière erreur, il y manque un élément essentiel : l'iode, qui a la mauvaise idée de s'évaporer du sel de mer ! Or, cet oligo-élément est indispensable à la thyroïde, qui préside au développement cérébral du fœtus. Et quelle est l'occupation principale de la famille Bagot à Saint-Pabu ? La pêche aux maquereaux, qui finissent dans nos assiettes au court-bouillon, au barbecue et même en rillettes ! Ces gentils poissons sont bourrés d'iode, et c'est probablement grâce à eux que j'ai compensé ma carence en iode, pour le plus grand bien de notre bébé. Les sceptiques me demanderont pourquoi les autres filles n'ont pas eu le même souci. Simplement parce que, nées en début d'année, elles ont bénéficié de l'iode marin au premier trimestre de ma grossesse !

[7] B. Demeneix, *Cocktail toxique : comment les perturbateurs endocriniens empoisonnent notre cerveau*, Odile Jacob, 2017.

Après la famille, si on passait aux copines ?

Michèle et moi avons de multiples points communs : cinq enfants que nous avons eus jeunes et avons allaités longtemps, un mari homéopathe, un mode de vie très sain (sport, alimentation bio, rythme de vie régulier, stress modéré, bonne santé, pas de surpoids, contraception naturelle...). Alors, pourquoi, sans aucun facteur de risque, mon amie déclare-t-elle un cancer du sein avant 50 ans ? Cette fois, c'est la lecture d'André Cicolella[8] qui me livre une ébauche de réponse. Mon amie est née dans les années 1950, d'une famille de viticulteurs de l'Ouest. Or, à cette époque, dans l'ignorance de leur toxicité, on ne lésine pas sur les engrais et les pesticides dans les exploitations agricoles et viticoles. Le pesticide le plus répandu est alors le DDT, qui, d'après une étude américaine[9] que je vous détaillerai un peu plus loin, multiplie par quatre le risque de cancer du sein pour les filles nées de mères exposées à ce pesticide. Cela donne à réfléchir, non ? Surtout lorsque l'on sait que le DDT, interdit aux États-Unis depuis 1972, fait partie de ces polluants organiques persistants (ou POP) qui, aujourd'hui encore, sont présents dans toute la chaîne alimentaire !

Dans une autre famille de cinq enfants (rassurez-vous, je ne choisis pas mes copines en fonction de la taille de leur famille, c'est un effet du hasard !), tous les enfants ont un

[8] A. Cicolella, *Cancer du sein : en finir avec l'épidémie*, Les Petits Matins, 2016.

[9] B.A. Cohn, M. La Merrill, N.Y. Krigbaum, G. Yeh, J.S. Park, L. Zimmermann & P.M. Cirillo, « DDT Exposure in Utero and Breast Cancer », *The Journal of Clinical Endocrinology & Metabolism*, Volume 100, Issue 8, 1st August 2015.

poids normal, sauf une qui présente une obésité dite morbide. Et pourtant, rien dans son histoire, son éducation ou son psychisme ne diffère foncièrement de ses frères et sœurs. Et si cette enfant avait été exposée *in utero* à un perturbateur endocrinien obésogène comme le bisphénol A, les PCB ou même les phtalates ? En effet, certaines études[10] récentes évoquent cette hypothèse comme cofacteur dans l'épidémie actuelle d'obésité.

Ces anecdotes n'ont absolument pas la prétention d'apporter des preuves et ne résisteraient pas à une analyse scientifique rigoureuse ; elles montrent simplement que le phénomène des perturbateurs endocriniens n'est pas quelque chose de lointain et de désincarné, mais se niche au cœur même de nos vies. Je pourrais aussi ajouter des observations tirées de ma vie professionnelle.

DES HISTOIRES DE GYNÉCO

J'ai commencé ma carrière de gynécologue au milieu des années 1980. J'ai examiné des milliers de femmes et deux fois plus de seins ! Comme mes confrères, je suis frappée par l'augmentation du volume mammaire, en particulier chez les jeunes filles. Je serais curieuse de voir les statistiques des

10 P.F. Baillie-Hamilton, « Chemical Toxins: A Hypothesis to Explain the Global Obesity Epidemic », *The Journal of Alternative and Complementaru Medicine*, Volume 8, Issue 2:185-92, 2002.

fabricants de lingerie et prête à parier que, en une génération, on a gagné au moins un bonnet de soutien-gorge en moyenne. C'est peut-être joli dans le décolleté, mais cela peut témoigner d'une hyperplasie du sein. Celle-ci est initiée très précocement, bien avant la puberté, et pourrait représenter un facteur de risque de cancer du sein.

Pas de panique pour autant si vous portez plus qu'un 85B, car le sein est fait à la fois de tissu graisseux et de glande mammaire, ce qui détermine sa taille globale, celle que vous utilisez pour acheter un soutien-gorge. L'hyperplasie concerne les cellules du tissu mammaire uniquement ; faire un 90D n'est pas nécessairement le signe d'une hyperplasie.

Par ailleurs, il convient de faire le tri entre les facteurs de risque clairement identifiés et évalués, et les risques dits potentiels, ce qui est le cas ici. Ceux-ci demandent encore à être confirmés du point de vue épidémiologique, autrement dit dans la vraie vie, avec de vraies femmes et pas des rats de laboratoire.

Allez, une dernière anecdote amusante, pour détendre l'atmosphère !

Au début de ma carrière, lorsque je demandais un bilan de stérilité, le spermogramme venait toujours en dernier, car, le plus souvent, il était normal. Aujourd'hui, cet examen fait partie de ma première prescription en même temps que le bilan hormonal pour Madame. Hélas, bien rares sont les spermogrammes qui reviennent normaux.

Et pourtant, récemment, j'ai reçu un spermogramme fan-tas-ti-que ! Waouh, il fallait absolument que je voie cet oiseau rare, ce reproducteur d'exception. Je sais bien que la virilité d'un homme n'a rien à voir avec sa fertilité, mais, bon, j'étais curieuse. Je vois donc ce couple quelques jours plus tard pour faire le point du bilan d'infertilité. Je m'ouvre à lui de mon étonnement tout en gardant mon admiration pour moi, restons pro ! Monsieur me confie alors que ses parents étaient gardes forestiers, qu'il a toujours vécu dans la nature et a conservé un mode de vie le plus sain possible. Il est permis de penser que la faible exposition de sa mère aux perturbateurs endocriniens pendant la grossesse a offert à son fils une fertilité au-dessus de la moyenne de ses petits camarades de classe.

Elle était mignonne celle-là, non ? Malheureusement, je crois que vous allez à présent perdre le sourire, car, pour vous faire découvrir comment agit un perturbateur endocrinien, je vais vous raconter une terrible histoire. Elle date de bien avant l'identification des effets biologiques des perturbateurs endocriniens par Theo Colborn en 1991.

UNE TERRIBLE HISTOIRE

En 1938 est commercialisée aux États-Unis une molécule, le diéthylstilbestrol ou DES, dont le nom de médicament en France sera Distilbène®. Comme cette molécule est proche des œstrogènes, on lui attribue la capacité d'éviter des fausses couches ou des accouchements prématurés. Il lui faut un peu de temps pour traverser l'Atlantique, mais le DES débarque en France en 1948 et n'y sera interdit qu'en 1977. Il va donc y sévir presque trente ans (environ 200 000 Françaises sur cette période) et fera des ravages dans le monde entier, car, bien que retiré du marché en 1971 aux États-Unis, il sera commercialisé en Hongrie jusqu'en 1983 ! La latence entre la preuve de sa toxicité et son interdiction effective a déjà de quoi faire froid dans le dos.

MAIS POURQUOI VOUS PARLER DU DES ?

Parce qu'il illustre parfaitement ce qu'est, et comment agit, un perturbateur endocrinien, dont voici la définition officielle de l'OMS :

> **« Les perturbateurs endocriniens sont des substances chimiques, d'origine naturelle ou artificielle étrangères à l'organisme, qui peuvent interférer avec le fonctionnement endocrinien et induire ainsi des effets délétères sur cet organisme ou sur ses descendants. »**

Le drame du DES a démontré, à l'échelle mondiale et dans l'espèce humaine, les conséquences, pendant la grossesse et pour les générations suivantes, de l'interférence entre une substance étrangère – mais chimiquement proche – et le système hormonal du fœtus. À ce niveau, vous verrez, ce n'est plus une puce qui vous susurre à l'oreille, mais un éléphant qui y barrit !

COMMENT UNE SUBSTANCE ÉTRANGÈRE À L'ORGANISME RÉUSSIT-ELLE À METTRE À CE POINT LE BAZAR ?

Dans notre cas de figure, le DES, mimant la molécule d'œstrogène, va prendre la place de l'hormone naturelle sur les récepteurs des cellules cibles de l'embryon et perturber leur différenciation, leur métabolisme ou leur fonction. En effet, l'interaction entre une hormone et son récepteur, c'est comme une clé et sa serrure : si c'est la bonne clé, la porte s'ouvre facilement ; si c'est la mauvaise, soit elle bloque la serrure, et la bonne clé ne peut plus y entrer, soit elle ouvre la porte, mais on n'est pas à l'abri de mauvaises surprises !

Pour illustrer le fonctionnement hormonal en général, je vous propose que nous prenions justement l'exemple des œstrogènes, hormones sécrétées par les ovaires, que les femmes et les gynécologues connaissent fort bien. Il est ensuite possible de l'appliquer à toute hormone, de l'insuline à la testostérone.

Revenons à notre porte d'entrée endocrinienne : la clé, c'est l'œstradiol, et la serrure, ce sont les récepteurs aux œstrogènes. On en trouve principalement dans le sein, l'utérus, le vagin, l'os et l'hypophyse. Les récepteurs peuvent être stimulés par l'hormone – si vous avez trop d'œstrogènes, par exemple, vous aurez mal aux seins –, mais, selon la dose et l'organe cible, ils peuvent tout aussi bien bloquer le récepteur, comme ils le font au niveau de l'hypophyse, par exemple, pour réguler le cycle menstruel.

Nous avons dans notre arsenal thérapeutique des médicaments dit « modulateurs » endocriniens, encore appelés SERM[11], qui interagissent avec les récepteurs œstrogéniques, mais de manière différente selon la cible (os, utérus, sein...).

Vous allez bien vite comprendre comment, grâce à ces deux exemples.

EXEMPLE 1 : le tamoxifène. Il bloque les récepteurs aux œstrogènes du sein, mais il stimule ceux de l'endomètre, le tissu qui tapisse l'intérieur de l'utérus. Par conséquent, ce médicament est utile dans le traitement du cancer du sein, pour freiner la multiplication des cellules mammaires, mais, comme il stimule l'endomètre, celui-ci va s'épaissir et il faudra le surveiller. Il n'a pas d'effet sur les os.

EXEMPLE 2 : le raloxifène. Il stimule les récepteurs aux œstrogènes des os, et, de ce fait, est actif contre l'ostéoporose. En bénéfice secondaire, il bloque les récepteurs du sein et réduit ainsi de 67 % le risque de cancer. Il n'a pas d'effet sur l'endomètre.

Ces deux exemples sont seulement là pour vous montrer que, dès que l'on touche à l'équilibre hormonal, c'est toute une chaîne de réactions qui se met en branle, et le résultat à l'arrivée n'est pas forcément celui attendu... comme pour le DES.

[11] SERM : Steroid Estrogen Receptor Modulator, ou modulateur des récepteurs aux stéroïdes et aux œstrogènes.

QU'A-T-ON OBSERVÉ CHEZ LES FEMMES AYANT PRIS DU DES, CHEZ LEURS ENFANTS ET PETITS-ENFANTS ?

— La première génération, les mères

En dehors d'une légère augmentation du nombre de cancers du sein, on n'a pas relevé d'effet particulier sur la santé des femmes qui avaient reçu du Distilbène® pendant leur grossesse. C'est bien là qu'est le problème, car il aura fallu attendre environ deux décennies, que leurs filles soient elles-mêmes en âge de procréer, et qu'elles développent des symptômes, pour trouver le coupable. Et pendant tout ce temps, on a continué à prescrire le médicament.

— La deuxième génération, les filles

Certaines ont été frappées, encore jeunes, par un cancer rare du vagin, l'adénocarcinome à cellules claires, et c'est grâce à cette incongruité qu'on a pu remonter la filière jusqu'au DES.

L'autre effet majeur sur les filles nées de femmes traitées pendant la grossesse par le DES est un ensemble de malformations touchant l'utérus et les trompes. Les conséquences en sont la stérilité, des fausses couches, des grossesses extra-utérines ou des accouchements prématurés.

Vers la cinquantaine – autrement dit aujourd'hui, puisque le pic de fréquence de la prescription de DES en France se situe entre 1965 et 1975 – ces femmes ont un risque de cancer du sein multiplié par 2,33. Seule une étude récente[12] – en l'occurrence de 2015 – a pu démontrer l'im-

[12] Michel Tournaire et coll., « Risque de cancer du sein chez les femmes exposées au diéthylstilbestrol *in utero* », *Thérapie*, 2015.

pact sur le risque de cancer du sein d'une exposition *in utero* cinq décennies auparavant !

Vous percevez à présent la difficulté d'évaluer les dangers d'une substance dont la toxicité peut ne se manifester qu'un demi-siècle après l'exposition initiale, et parfois, comme dans ce cas, sur une autre personne que celle exposée !

La deuxième génération, les garçons

Contrairement aux filles, l'effet du DES sur les garçons est visible dès la naissance, puisqu'ils ont davantage de malformations touchant les organes génitaux et urinaires. Il s'agit de cryptorchidies (les testicules ne sont pas descendus dans les bourses), d'hypospadias (le méat urinaire, au lieu de s'ouvrir au bout du pénis, est en dessous), d'hypotrophie des testicules (ils sont plus petits que la norme), ou de kystes de l'épididyme (petit canal qui permet aux spermatozoïdes de quitter le testicule). Vous ne serez pas étonné d'apprendre qu'avec tout cela, la fertilité en prend aussi un coup.

La troisième génération

Il est encore un peu tôt (ce sont des enfants nés dans les années 2000-2010), mais il semblerait qu'un faisceau d'arguments plaide en faveur d'une augmentation du nombre de certaines malformations telles que des hypospadias chez le garçon, des atrésies (malformations) de l'œsophage, des malformations cardiaques, ou des fentes labiales et palatines, encore appelées becs-de-lièvre. À suivre…

PAR QUEL MÉCANISME LE DES A-T-IL INDUIT CES ANOMALIES ?

Le DES est un perturbateur endocrinien « œstrogène-like », c'est-à-dire qu'il mime l'action des hormones naturelles, les œstrogènes, mais ni au bon moment ni à la bonne dose. En stimulant excessivement des tissus œstrogéno-dépendants, comme le vagin ou le sein chez les filles, ils favorisent la multiplication des cellules et augmentent ainsi le risque de cancer. Chez les garçons, toujours à un moment précis du développement de l'embryon, ces molécules œstrogéniques agissent comme anti-androgène, c'est-à-dire qu'ils s'opposent à l'action de la testostérone, dont le rôle est de masculiniser l'embryon. La conséquence en est une augmentation du nombre de malformations de l'appareil génital masculin.

Et, pour finir, une devinette : quelle molécule, en 1938, était en concurrence avec notre diéthylstilbestrol pour en faire un médicament contre les fausses couches ? Le bisphénol A, qu'on a gentiment refourgué à l'industrie pour en faire de jolis biberons en plastique pour nos enfants... Eh oui, le bisphénol A, en plus de ses qualités physiques pour les matières plastiques, est une substance dite œstrogène-like, comme le DES !

Après ce chapitre vraiment lourd, un peu de divertissement avec nos amies les bêtes !

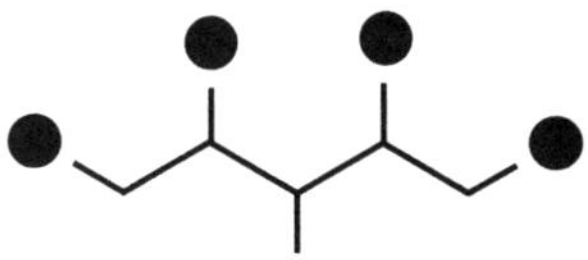

NOS AMIES LES BÊTES !

Les premiers, ou plus exactement les premières – en l'occurrence Rachel Carson et Theo Colbron – à soupçonner et surtout dénoncer l'impact de la pollution sur la nature sont des zoologistes. Oui, c'est en observant les animaux qu'elles découvrent les perturbateurs endocriniens et le danger qu'ils représentent pour l'espèce humaine. Ces observations très instructives nous laissent entrevoir ce qui nous attend si nous n'assistons pas rapidement à une prise de conscience mondiale quant à l'influence des perturbateurs endocriniens sur le vivant et si des mesures radicales ne sont pas mises en œuvre.

LE PYGARGUE À TÊTE BLANCHE

Comme vous, j'ai toujours pensé que l'emblème des États-Unis était un aigle. Eh bien, grâce à Rachel Carson, je sais maintenant que c'est un pygargue ! Qu'observe donc notre zoologiste, outre que dans la campagne environnante, les oiseaux chantent de moins en moins ? Ils ne sont pas devenus aphones, non, ils sont de moins en moins nombreux, parce que la coquille des œufs, anormalement fine, casse avant de permettre l'éclosion des oisillons. La relation de cause à effet entre l'intoxication des oiseaux et les pesticides n'est alors plus qu'un jeu d'enfant. Quand le désastre commence à toucher les grands oiseaux, y compris celui qui fait la fierté des États-Unis, des mesures d'interdiction du DDT ne tardent pas à être prises, et on entend à nouveau les oiseaux chanter !

Le pygargue est un exemple qui marque les esprits, mais d'autres observations très intéressantes valent le détour. Denise Caro et Rémy Slama racontent dans leur livre[13] comment des mouettes exposées au DDT écourtent les parades amoureuses et se mettent en couple de femelles sur les nids. Ils relatent aussi les modifications du comportement sexuel des huards mâles exposés au méthylmercure qui deviennent moins enclins à faire les beaux pour séduire leur dulcinée à la saison des amours. Quant aux jeunes mamans huards, elles couvent moins longtemps et finissent par négliger leurs petits. Un triste constat, n'est-ce pas ?

[13] D. Caro & R. Slama, *Les Perturbateurs endocriniens : comment affectent-ils notre santé au quotidien ?*, Quae, 2017.

LES ALLIGATORS DU LAC APOPKA EN FLORIDE

Je ne vous conseille pas d'aller vous baigner dans les lacs de Floride, surtout celui-ci. Nonobstant le risque de vous faire croquer par un des charmants sauriens qui les peuplent, vous tremperiez dans un bain de pesticides ! Dans les années 1970-1980, les scientifiques observent que, contrairement aux locataires des lacs avoisinants, les alligators du lac Apopka se reproduisent moins. Allons voir de plus près, se disent-ils – mais pas trop quand même, l'exercice est périlleux ! N'écoutant que leur courage, et armés d'une seringue remplie d'un puissant anesthésique, quelle n'est pas leur surprise de découvrir des alligators affublés d'un appareil génital atrophique ! Et, comme par hasard, le taux sanguin de testostérone (l'hormone mâle) de ces gros reptiles est au plus bas, alors que le taux de pesticide (un dérivé du DDT), en particulier dans leurs œufs, est au plafond. Quant à leurs cousins des lacs environnants, dont l'eau est moins polluée, ils ont gardé un équipement plus digne de leur « mâle-attitude ».

Bon, me direz-vous, c'est l'Amérique et ses grandes exploitations agricoles, ce n'est pas près d'arriver sur la banquise... Eh bien, détrompez-vous !

LES OURS POLAIRES DU GROENLAND

Ah, les grands espaces, l'air pur, la nature à l'état brut ! Vraiment ? Figurez-vous que les ours polaires, à l'instar de leurs petits camarades crocodiliens de Floride, ont aussi la testostérone dans les chaussettes et des organes génitaux atrophiés, les pauvres ! C'est la faute aux POP – les polluants organiques persistants – qui contaminent l'air et l'eau que les animaux, tout comme au demeurant vous et moi, respirent et boivent. Et la chaîne alimentaire fait le reste ! Des pesticides ou des métaux sont présents dans l'eau de la rivière ou de la mer, le petit poisson y trouve sa pitance polluée, puis il sera à son tour avalé par plus gros que lui, qui concentrera les toxiques dans ses graisses, pour finir dans notre assiette ou l'estomac de l'ours polaire. CQFD !

Je simplifie à outrance, mais retenez de l'histoire des alligators et des ours polaires que les polluants chimiques sont universels, qu'ils persistent dans l'environnement de longues années, et qu'un de leurs effets principaux est l'altération de la fertilité des espèces, y compris la nôtre.

LES CHATS DE MINAMATA

C'est, là encore, une histoire dramatique. Dans les années 1950, une usine de produits chimiques près du petit village de Minamata au Japon déverse des produits toxiques dérivés du mercure dans la mer. Les poissons sont contaminés, et bientôt, on voit apparaître chez les pêcheurs et leurs enfants des troubles neurologiques avec des tremblements, des troubles visuels et des comportements bizarres. C'est en observant les chats, qui présentent les mêmes symptômes, allant jusqu'à se suicider en se jetant à l'eau – un comble pour un chat ! – que l'on comprend que le problème vient de l'environnement et que l'on remonte à l'usine fautive. Cinquante mille personnes sont touchées et l'on retrouvera 400 tonnes de mercure dans la baie.

Après les effets sur la fertilité et les organes génitaux, voici illustrée une autre conséquence de l'exposition aux perturbateurs endocriniens, les troubles neurologiques et comportementaux.

Je crois que vous commencez à être mûr pour une petite leçon de chimie…

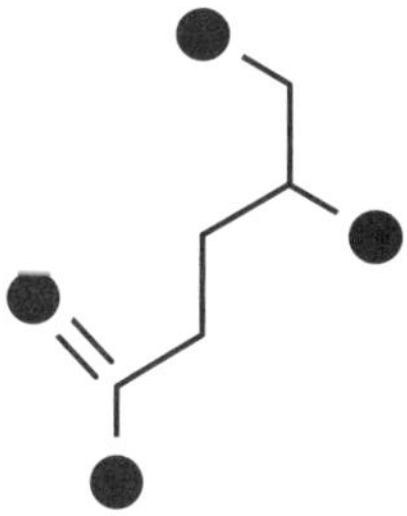

LA CHIMIE

Chapitre ardu, je vous l'accorde ! Comme vous, je m'embrouille parfois les neurones avec les molécules-au-nom-à-rallonge-impossible-à-retenir ou les acronymes qui ne diffèrent que d'une lettre. Comment s'y retrouver dans ce méli-mélo ? Avec notre petit chimiste, simplifions, simplifions. Et pour vous y retrouver facilement, jetez un œil sur le document récapitulatif en annexe 1 (p. 214).

LES POP, OU POLLUANTS ORGANIQUES PERSISTANTS

Ce n'est pas une famille chimique particulière, c'est l'histoire de l'ours polaire. La plupart des produits issus de l'industrie chimique, dont beaucoup de pesticides, persistent de nombreuses années dans la nature, et leur nuisance perdure bien longtemps après l'interdiction de leur commercialisation. Cela concernera donc la quasi-totalité des produits que je détaillerai ensuite.

Bien qu'ils ne soient pas organiques, n'oublions pas que le mercure et ses dérivés, de même que les métaux lourds, sont aussi des polluants persistants.

LES PCB, OU POLYCHLOROBIPHÉNYLES

Ne les cherchez pas sur les étiquettes, ils sont interdits depuis les années 1970, mais il en reste des stocks effroyables qui continuent de polluer l'air (ils sont aéroportés), l'eau, les sols et la chaîne alimentaire, car ils sont stockés dans les graisses des gros poissons, du bétail, de la volaille, du lait, des œufs, etc. Bref, on les retrouve au menu à tous les coups !

Pour votre culture générale, sachez que les PCB sont des liquides aux qualités extraordinaires : insolubles et quasiment ininflammables, ils sont absolument parfaits pour les transformateurs électriques, les fluides hydrauliques, les huiles minérales, les peintures, les lubrifiants, les encres…

Connus depuis les années 1930, on ne s'est pas gêné pour les utiliser *larga manu*. Merci pour le cadeau !

Leurs effets perturbateurs endocriniens concernent autant la reproduction, le cerveau, le cancer, la thyroïde que le diabète et l'obésité. La totale, quoi !

LA DIOXINE

Elle se comporte comme les PCB pour sa diffusion dans la nature et la manière dont elle nous contamine. Elle est émise par les usines d'incinération des ordures et certaines industries comme celles de pâte à papier. C'est également un sous-produit de la combustion dans l'industrie sidérurgique et métallurgique. La nature, aussi, peut être source de dioxine, lors d'une éruption volcanique ou d'incendies de forêt. Ses risques sont le cancer du sein, l'infertilité, les troubles neuro-comportementaux, les troubles thyroïdiens et métaboliques (obésité, diabète).

LE DDT ET LES PESTICIDES

Comme les PCB, le DDT ou dichlorodiphényltrichloro-éthane – je ne l'écrirai qu'une fois ! – ainsi que ses dérivés sont interdits depuis les années 1960 aux États-Unis et les années 1970 en Europe (1971 en France). Hélas, ce n'est pas le cas partout, puisqu'en Afrique et en Asie, ce redoutable insecticide sévit toujours pour lutter contre les moustiques.

Le problème, ce n'est pas cet insupportable insecte qui vous gâche vos nuits d'été, mais le parasite qu'il véhicule, essentiellement en Afrique et en Asie, le plasmodium. On lui doit la plus grande pandémie mondiale, le paludisme ; plus de 200 millions de personnes infectées sur la planète et pas loin de 500 000 morts par an ! Vous commencez peut-être à percevoir la complexité de la question et les choix cornéliens auxquels sont confrontés les États, ainsi que l'OMS.

Quant à l'industrie agroalimentaire d'aujourd'hui, elle ne manque pas d'imagination pour produire de nouveaux pesticides en tout genre. Le mode de diffusion est toujours le même (air, eau, sols, chaîne alimentaire), aucune frontière ne peut faire barrage, la contamination est omniprésente et universelle. Et, pour les effets sur les organismes vivants, ils sont du même ordre que pour les PCB ou la dioxine.

LES « PLASTIQUES » EN TOUT GENRE

Durs, souples, fins, épais, transparents, opaques, liquides, moulés, plastifiants, antiadhésifs, imperméabilisants, visibles ou invisibles, les plastiques sont partout !

QUI SONT-ILS ET OÙ SE CACHENT-ILS ?

On distingue trois grandes familles : les bisphénols, dont le fameux bisphénol A (BPA), les phtalates, et les PFC (les composés perfluorés). Ils permettent tous la fabrication d'objets ou de films plastifiants.

— Les bisphénols

Ils entrent dans la composition des résines époxydes (qui sont des plastifiants) et des polycarbonates (qui permettent de fabriquer des contenants qui résistent à la chaleur et ne sont pas fragiles comme le verre). On y trouvait pêle-mêle : des contenants alimentaires avec les boîtes de conserve et les canettes tapissées d'un film intérieur blanc, les bonbonnes d'eau, de la vaisselle (gobelets, assiettes), du matériel de cuisine (bols de mixer, bouilloires), et les papiers thermiques des tickets de caisse ou bancaires, dont le bisphénol A était un révélateur chimique. Vous aurez certainement noté que j'ai utilisé l'imparfait ; mais sommes-nous vraiment débarrassés du bisphénol A ? Loin, très loin s'en faut, et j'en veux pour preuve qu'on en retrouve dans 96 % des échantillons d'urine[14] des femmes enceintes en France.

Les biberons sans bisphénol A, ça vous dit quelque chose, j'en suis sûre, mais pour le reste ? C'est parti pour un petit *feed-back* !

Le 3 mars 2009, à l'occasion de sa création, le Réseau environnement santé (RES) avec à sa tête André Cicolella[15] – auquel il nous faut rendre un immense hommage – lance l'alerte sur les dangers du bisphénol A dans les biberons. Cette action aboutit à l'interdiction du BPA dans les biberons

14 « Imprégnation des femmes enceintes par les polluants de l'environnement de France en 2011 », volet périnatal du programme national de biosurveillance mis en œuvre au sein de la cohorte Elfe, Santé publique France, décembre 2017.

15 Ingénieur, toxicologue, président du RES et en poste à l'INERIS (Institut national d'évaluation des risques industriels et sanitaires).

en juin 2010 en France et en mars 2011 en Europe. La bataille ne s'arrête pas là, puisque, au 1er janvier 2015, la France est le premier pays au monde à interdire la fabrication, l'importation et l'exportation de contenants alimentaires à base de bisphénol A. Comme moi, vous avez envie d'applaudir des deux mains et êtes très fier d'être Français ! Mais il y a quelques bémols…

D'abord du côté des importations, pour lesquelles les pays de l'Union européenne ne sont pas concernés. Eh oui, l'Europe traîne des pieds et l'Autorité européenne de sécurité des aliments (EFSA) n'a pas honte de publier le 21 janvier 2015 un rapport concluant que le BPA ne présente pas de risque pour la santé des consommateurs de tous les groupes d'âge (y compris les enfants à naître, les nourrissons et les adolescents), ignorant superbement 95 % du millier d'études qui ont permis aux autorités sanitaires françaises d'interdire le BPA dans les contenants alimentaires en France. Il faut attendre le 16 juin 2017 pour que l'Agence européenne des produits chimiques (ECHA) reconnaisse le bisphénol A comme perturbateur endocrinien pour l'humain, et février 2018 pour que l'EFSA daigne tout juste baisser les doses maximales autorisées faisant preuve d'une méconnaissance (ou ignorance volontaire ?) d'un principe toxicologique que je vous démontrerai un peu plus loin, à savoir que ce n'est pas la dose qui fait le poison. Le 6 septembre 2018, ô quel courage, un texte élargit l'interdiction européenne du bisphénol A dans les biberons adoptée en 2011 à la fabrication de gobelets ou bouteilles en polycarbonate destinés aux nourrissons et enfants en bas âge.

Et du côté Français, sommes-nous vraiment les chevaliers blancs de la lutte contre le BPA ? Sachez qu'on s'est tout de même ménagé quelques exceptions, dont les bouilloires en plastique, les robots mixeurs et cuiseurs vapeur, les bonbonnes de fontaines à eau, la vaisselle en polycarbonate, les canalisations d'eau, les cuves alimentaires et vinicoles. En dehors de l'usage alimentaire, on retrouve du bisphénol A dans des composites et colles dentaires, le carton recyclé, les lunettes, les DVD, les pare-chocs, les portes de réfrigérateur, etc. Une vraie liste à la Prévert ! Mais notre cher bisphénol A n'est qu'un membre de la famille, il y a aussi le bisphénol S, parfait substitut du BPA pour la vaisselle et les biberons, et le bisphénol F pour les résines époxydes des films plastifiants. Bref, on n'est pas sortis de l'auberge, il y a encore du pain sur la planche !

Quels sont à présent les dangers du bisphénol A et très probablement de ses potes S et F ?

Le BPA est dit « reprotoxique » (pour la fertilité et le développement de l'embryon), mais il interfère aussi avec le développement mammaire et se trouve, de ce fait, suspecté d'être cancérogène pour le sein. Par ailleurs, il est impliqué dans la genèse des maladies métaboliques (diabète et obésité) et des troubles cognitifs et du comportement. Pour ces multiples raisons, il est reconnu comme « substance extrêmement préoccupante » (« *very high concern* ») selon les critères de REACH, un règlement de l'Union européenne dépendant de l'ECHA.

Édifiant, tout cela ! Et si on passait aux perturbateurs suivants, les phtalates ?

– Les phtalates

Les phtalates entrent dans la composition du PVC ou polychlorure de vinyle. Ils sont polyvalents, car, selon la quantité de phtalates ajoutée, l'objet obtenu sera plus ou moins souple, voire liquide. Cela va donc de votre encadrement de fenêtre à votre rideau de douche, en passant par la peinture de la cuisine. En effet, les phtalates à l'état liquide se retrouvent dans des colles et des peintures et, comme ils ont la ruse de sentir bon, non seulement ils entrent dans la composition des parfums, mais ils se cachent aussi pudiquement sous le terme de « fragrance » dans de nombreux cosmétiques, produits de ménage ou parfum d'ambiance en tout genre… Enfin, horreur absolue, ils entrent aussi dans la composition de jouets pour enfants et de dispositifs médicaux comme des seringues, des tubulures ou des poches pour du liquide de perfusion, du sang ou des médicaments !

Une prise de conscience semble émerger, puisque certains établissements sanitaires, dans une démarche écoresponsable, demandent et obtiennent une certification EMAS[16] attestant qu'ils s'engagent dans un processus global

---

[16] Eco Management and Audit Scheme.

écologiquement responsable. La campagne « Hôpital sans perturbateur endocrinien » va plus avant en proposant des écogestes diffusés à titre informatif et pédagogique dans les établissements. Il reste alors à les mettre en œuvre, mais c'est déjà un bon début, et, pour vous, c'est une source d'inspiration ! Voici les conseils donnés :

- **informer le personnel féminin en âge de procréer des risques liés à l'exposition aux perturbateurs endocriniens ;**
- **préférer les aliments produits sans recours aux pesticides de synthèse ;**
- **éviter les produits phytosanitaires de synthèse à l'intérieur et à l'extérieur ;**
- **aérer autant que possible les locaux et privilégier les ventilations à double flux ;**
- **solliciter les fournisseurs pour l'identification des perturbateurs endocriniens dans les matériaux de construction et de décoration ;**
- **substituer les dispositifs médicaux en plastique contenant des substances à effet de perturbateur endocrinien ;**
- **éviter les molécules et/ou les excipients présents dans les médicaments à effet de perturbateur endocrinien non souhaité ;**
- **privilégier les produits de nettoyage ou de soins et d'hygiène corporelle écolabellisés.**

Quels sont les dangers des phtalates ?

Ils sont incriminés dans les troubles de la fertilité (altération du spermogramme), les malformations génitales des petits garçons (cryptorchidie, hypospadias), les troubles du spectre autistique et les maladies métaboliques (diabète et obésité).

Allons à présent voir du côté des composés perfluorés, ou PFC.

— Les composés perfluorés ou PFC

Ce sont les composants de nombreux vêtements et articles de sport, de meubles et de mobilier de jardin. Ils ont également des propriétés antiadhésives et antitaches mises à profit pour la fabrication d'articles de cuisine ou de contenants résistant aux graisses. Nous les côtoyons tous les jours à la cuisine quand nous utilisons une poêle au revêtement antiadhésif ou une spatule souple, ou encore lorsque nous mangeons sur la superbe nappe traitée « antitache » offerte par Tata Huguette à Noël dernier. Idem quand nous avons les pieds bien au sec après avoir imperméabilisé nos chaussures de marche.

Quels sont les risques des PFC ?

Les ions fluorure, en interférant avec le fonctionnement thyroïdien, sont susceptibles de perturber le développement neurologique. En effet, plusieurs études américaines ont montré que plus le taux de PFC était élevé chez des enfants, plus le risque de troubles de l'attention avec hyperactivité (TDAH) était important. Une corrélation du même ordre a été mise en évidence avec l'infertilité féminine. Enfin, les PFC sont aussi suspectés de favoriser le diabète et l'obésité.

LA POLLUTION PLASTIQUE

Après les effets biologiques des composants chimiques des plastiques, laissez-moi à présent faire un petit pas de côté pour vous parler du désastre écologique que représente la pollution qu'ils engendrent tels quels.

Le WWF a produit en 2019[17] un rapport très complet et constructif sur le sujet, et je vous en recommande chaudement la lecture. On y trouve l'état des lieux terrifiant et les perspectives pour l'avenir si nous poursuivons la fuite en avant, mais on y prend aussi conscience que oui, il y a des choses à faire, à titre personnel et collectif.

En dehors des molécules chimiques dont j'ai parlé précédemment qui contaminent l'eau, l'air et la chaîne alimentaire par assimilation, le plastique va aussi, en quelque sorte, se pulvériser dans la nature pour l'inonder de macro-, micro- et nanofragments. C'est cela, la pollution plastique ! Les nanoplastiques qui polluent les eaux douces et marines intoxiquent la flore et la faune… et vous intoxiquent vous aussi, quand vous buvez la tasse à Palavas-les-Flots ou mangez dans un joli restaurant du bord de mer avec pêche du jour !

Selon une étude pilotée en 2016 pour le WWF France, les rorquals communs, les cachalots et les globicéphales noirs de notre Belle Bleue sont tous contaminés par les phtalates des plastiques, avec les conséquences que l'on sait sur la reproduction et les petits. On ne connaît pas à l'heure actuelle

---

[17] « Pollution plastique : à qui la faute ? », mars 2019, www.wwf.fr

l'impact exact de ces nanoplastiques sur la santé humaine, mais cela m'étonnerait fort que notre espèce échappe par miracle au sort des coraux ou des cétacés !

En 2016, la production de plastique mondiale s'est élevée à 396 millions de tonnes, dont les trois quarts ont une durée de vie de moins de trois ans : 100 millions de tonnes de déchets terminent tels quels dans la nature, 37 % sont mal gérés, et seuls 20 % sont recyclés !

Voici un histogramme issu du rapport du WWF qui illustre très bien le devenir de nos déchets plastiques.

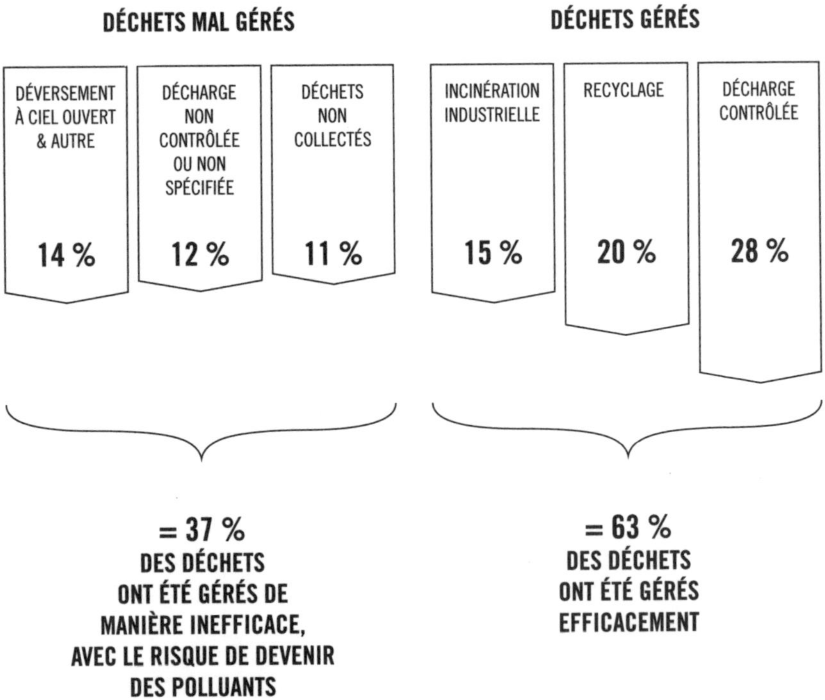

Les pays à revenu élevé – c'est-à-dire nous ! – produisent dix fois plus de déchets que les pays à revenu faible et, même s'ils les gèrent infiniment mieux, la quantité qui fuit dans la nature reste importante. En passant, nous en exportons de 10 % à 25 % dans des pays où leur traitement se fait souvent par incinération, avec une quantité non négligeable de dioxyde de carbone et de gaz toxiques – la dioxine et les furanes – rejetés dans l'air.

Voici un graphique extrait du rapport du WWF de 2019 : « Pollution plastique : à qui la faute ? »

CYCLE DE VIE

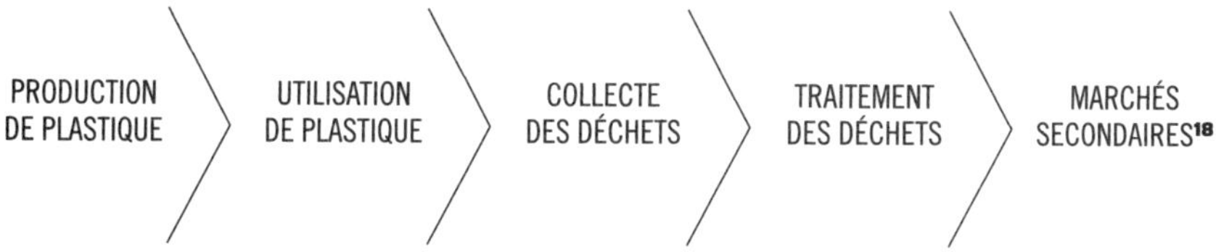
PRODUCTION DE PLASTIQUE
UTILISATION DE PLASTIQUE
COLLECTE DES DÉCHETS
TRAITEMENT DES DÉCHETS
MARCHÉS SECONDAIRES[18]

Dans le cycle de vie du plastique, nous pouvons et devons agir d'abord en tant que consommateurs, en bannissant le plastique à usage unique et non recyclable (40 % ont une durée de vie de moins d'un an), en le réemployant, en cherchant des alternatives, en changeant nos habitudes, en particulier pour les emballages et les contenants.

[18] Il s'agit de l'utilisation du plastique recyclé remis sur le marché. D'une qualité inférieure au plastique vierge, il vaut trois fois moins cher et n'est pas utilisable de la même façon.

Concernant la collecte des déchets, nous pratiquons probablement, à titre individuel, le tri sélectif. Mais, à titre personnel et collectif, nous devons en améliorer encore sa qualité. Le traitement des déchets, même si c'est une question complexe, économique et scientifique, est aussi un sujet politique dont il faut savoir s'emparer !

LES RETARDATEURS DE FLAMME BROMÉS

Vous n'imaginez pas le nombre de produits concernés par les traitements ignifugeants, c'est-à-dire qui empêchent les objets de prendre feu. Cela va du matériel électronique – téléviseur, ordinateur – aux tissus d'ameublement, aux mousses des sièges et des canapés, aux vêtements et... aux peluches pour les enfants !

Le brome, à l'instar du chlore et du fluor, entre en concurrence avec l'iode. En effet, les trois ions bromure, chlorure et fluorure ont une forme très proche de celle de l'ion iodure, le carburant de la thyroïde dont dépend la formation du cerveau *in utero* et chez le petit enfant. Nos trois usurpateurs Br^-, Cl^- et F^-, brome en tête en tant qu'ignifugeant, vont venir prendre la place de l'iode dans le métabolisme thyroïdien et, par conséquent, interférer avec le développement cérébral. Nous verrons plus loin la responsabilité suspectée de ce perturbateur endocrinien dans l'autisme, les troubles de l'attention avec ou sans hyperactivité et, peut-être, la baisse du QI.

LE TRICLOSAN, LES PARABÈNES, LES FILTRES UV ORGANIQUES

Je mets ces trois perturbateurs endocriniens dans le même sac, car ils entrent tous dans la composition de produits d'hygiène, de cosmétiques, de médicaments, mais aussi de produits alimentaires comme les additifs E214, E216, E218, par exemple, qui sont des parabènes.

Ce sont des conservateurs, soit en tant qu'antibactériens pour le triclosan et les parabènes, soit pour éviter l'altération du produit par la lumière pour les filtres UV qui, contrairement à ce que l'on imagine, ne sont pas uniquement destinés aux crèmes solaires. Triclosan et parabènes sont faciles à repérer en lisant les étiquettes. Pour les filtres UV cachés dans des produits autres que les crèmes solaires (cosmétiques, voire aliments conditionnés qui peuvent s'altérer sous l'effet des UV), c'est plus difficile.

Tous trois, interférant avec les œstrogènes, ont des effets sur la reproduction, la différenciation sexuelle, le développement du cerveau, les maladies métaboliques et le fonctionnement thyroïdien.

LES ALKYLPHÉNOLS

Les alkylphénols sont présents dans les cosmétiques et les lingettes, mais aussi dans de nombreux produits industriels et des détergents, dont les produits ménagers. Vous pourrez les débusquer sur l'étiquette sous le nom de « nonylphénol ». Ils sont reconnus comme reprotoxiques parce qu'ils altèrent le spermogramme et sont responsables de malformations génitales.

Courage, on arrive au bout ! On ne passera pas en revue toutes les molécules suspectées d'avoir un effet perturbateur endocrinien. Si vous retenez les plus courantes et les mieux étudiées, c'est déjà un bon début !

LES MÉTAUX : MERCURE, ARSENIC ET PLOMB

Une enquête récente[19] – la même qui a démontré la présence de BPA chez 96 % des femmes enceintes – a étudié la présence de douze métaux chez les femmes enceintes françaises. Elle montre que la concentration urinaire en mercure et arsenic est supérieure en France qu'aux États-Unis ou au Canada. Ceci est imputé à une consommation plus importante de produits de la mer. Le mercure, le plus souvent d'origine industrielle, se retrouve concentré dans les poissons gras en bout de chaîne alimentaire.

N'oublions pas pour autant les anciennes ampoules qui contenaient du mercure, de même que les piles, les vieux thermomètres, tous ces ustensiles étant susceptibles de polluer l'eau et les sols pour très longtemps s'ils ne sont pas correctement recyclés.

19 « Imprégnation des femmes enceintes par les polluants de l'environnement de France en 2011 », volet périnatal du programme national de biosurveillance mis en œuvre au sein de la cohorte Elfe, tome 2 : *Métaux et métalloïdes*, Santé publique France, décembre 2017.

Et enfin, ouvrez la bouche ! Combien d'amalgames – autrement dit de plombages – arborent vos dents ? D'après une étude[20] de 2008, les amalgames dentaires contenant du mercure sont la source principale de contamination de la population par ce métal. Et les femmes enceintes n'y échappent pas !

Pour être tout à fait honnête, je vous dirais qu'il y a de nombreuses études sur cette question, dont certaines se contredisent quant à la diffusion effective du mercure à partir des amalgames dentaires. Cependant, le Conseil supérieur d'hygiène publique de France[21] a publié en 1998 des règles très strictes de protection contre les vapeurs de mercure pour les dentistes.

Dans le doute, choisissons, dans la mesure du possible, la céramique pour combler nos caries, même si c'est fort coûteux.

Si ces métaux interfèrent avec le fonctionnement du cerveau – rappelez-vous le sort des chats et surtout des malheureux habitants de Minamata –, ils sont aussi suspectés d'être des cancérogènes possibles par le CIRC[22], et seraient responsables d'un taux accru de fausses couches et d'accouchements prématurés.

---

20 L. Palkovicova et coll., « Maternal Amalgam Dental Fillings as Source of Mercury Exposer in Developing Fetus and Newborn », *Journal of exposure science environmental epidemiology*, mai 2008.

21 Le CSHPF est supprimé en 2006 et remplacé par le Haut Conseil de la santé publique.

22 Centre international de recherche sur le cancer (CIRC) ; en anglais, International Agency for Research on Cancer (IARC).

L'arsenic – qui ne sert pas uniquement à se débarrasser de sa belle-mère dans les romans policiers ! – est présent naturellement dans l'environnement sous forme de minerai, mais aussi utilisé dans l'industrie et l'agriculture. En effet, les industries du verre, de la tannerie, du bois et la sidérurgie sont consommatrices d'arsenic. Dans l'agriculture, l'arsenic de soude est proscrit en France ainsi qu'en Europe depuis 2001. En revanche, les Américains n'ont, semble-t-il, pas encore abandonné les pesticides arsenicaux.

Le plomb est omniprésent, mais sa présence a bien diminué depuis l'interdiction de l'essence au plomb en 2000. Depuis 1993, vous ne trouverez plus de peintures au plomb, mais soyez vigilants si vous restaurez la maison de votre grand-mère, et pas seulement pour le plomb ; c'est donc masque o-bli-ga-toi-re !

On a été capable de supprimer définitivement un toxique de produits de grande consommation comme l'essence et la peinture, c'est donc bien la preuve que si l'on a la volonté d'agir contre les polluants, on peut le faire.

LES DERNIERS MIS EN LUMIÈRE : LE CHLORDÉCONE ET LE GLYPHOSATE

Nous venons de passer en revue les perturbateurs endocriniens les plus connus et documentés, mais il y en a bien d'autres.

L'actualité des toutes dernières années a mis deux substances en avant : le chlordécone des bananeraies antillaises et le glyphosate répandu sur toute la planète.

Je suis certaine que vous avez besoin d'y voir un peu plus clair parmi toutes les informations qui vous ont été distillées sur le sujet ces derniers temps.

LE CHLORDÉCONE

Le chlordécone est un pesticide qui fut largement utilisé dans les bananeraies des Antilles jusqu'en 1993 où il fut enfin interdit... trois ans après son interdiction en métropole et seize ans après les États-Unis ! Près de 90 % de la population antillaise est contaminée.

Ce produit phytosanitaire de la famille des organophosphorés est classé depuis 1979 comme cancérogène probable par l'OMS. En raison de son activité de type anti-œstrogènes, il interfère avec le système hormonal, c'est donc aussi un perturbateur endocrinien. La présence du chlore dans sa structure – en raison de sa proximité chimique avec l'iode – explique probablement son effet sur le système nerveux.

La thèse de Margaux Maudouit[23] reprend toutes les études publiées sur le sujet. Elle nous apprend que le suivi de la cohorte Ti-moun de femmes enceintes résidant en Guadeloupe a mis en évidence une association entre l'exposition maternelle au chlordécone et la prématurité, le faible poids de naissance, et des troubles du développement neurologique chez l'enfant. Par ailleurs, bien que les preuves irréfutables de l'implication du chlordécone dans le cancer de la prostate soient encore attendues, des travaux très récents révèlent que ce perturbateur endocrinien favorise bien les récidives des cancers de la prostate[24].

Peut-être aviez-vous oublié la polémique au sujet du chlordécone de début 2019, mais le feuilleton à rebondissements du glyphosate, lui, n'a pas pu vous échapper !

LE GLYPHOSATE

La bataille en cours autour de l'autorisation de ce produit vaut la peine d'être détaillée, car elle illustre parfaitement bien les intérêts contradictoires des protagonistes : l'industrie agrochimique pour son chiffre d'affaires, les États pour leur économie, les agriculteurs pour le rendement des cultures, les scientifiques et les défenseurs de l'environnement pour l'impact sur la nature et la santé. Le mot, au moins, vous dit quelque chose, mais, immédiatement, de multiples questions se bousculent : qu'est-ce que le glyphosate ? Pourquoi y a-t-il polémique ? Que fait l'Union européenne ? Et surtout : quels en sont les dangers ?

---

23 M. Maudouit, *Revue systématique de l'impact du chlordécone sur la santé humaine aux Antilles françaises*, thèse de médecine, Lille, 2018.

24 L. Brureau et coll., « Endocrine disrupting chemicals and biochemical recurrence of prostate cancer after prostatectomy: A cohort study in Guadeloupe (French West Indies) », *International Journal of Cancer*, mars 2019.

– Qu'est-ce que le glyphosate ?

Le glyphosate entre dans la composition de pesticides extraordinaires. C'est le graal absolu pour l'agriculture intensive – c'est-à-dire celle qui cherche à rentabiliser les sols au maximum–, d'autant plus lorsqu'elle fait appel aux plantes génétiquement modifiées (OGM) conçues pour résister spécifiquement à ce pesticide.

Cet herbicide vous nettoie en un rien de temps un champ de toutes ses mauvaises herbes. Mais le petit jardinier du dimanche ne se prive pas non plus, en toute innocence, de désherber ses allées ou ses bandes de potager avec le Roundup®, le premier produit commercialisé en 1974 par Monsanto, géant américain des biotechnologies agricoles jusqu'en 2016, année où le groupe Bayer le rachète. L'histoire de Monsanto est assez édifiante, je vous en livre quelques étapes particulièrement croustillantes.

Au tout début du siècle dernier, John Francis Queeny donne à l'entreprise qu'il vient de créer le nom de son épouse Olga Mendez Monsanto et il y fabrique de la saccharine (un sucre) destinée à ce qui correspondrait de nos jours à une petite start-up, du nom de... Coca-Cola. Il diversifie ensuite son business avec la production de vanilline et de caféine pour, après la Première Guerre mondiale, sauter les pieds joints dans l'industrie pharmaceutique avec son aspirine, qui tiendra le haut du pavé du marché américain jusqu'en 1980 – belle longévité !

Dès 1935, Monsanto développe son département chimique en rachetant la firme à l'origine des polychlorobiphényles (ou PCB), ces polluants organiques persistants qui contaminent encore, et pour longtemps, toute notre chaîne alimentaire, avec ses conséquences néfastes sur le système endocrinien.

En 1949, une de ses usines, à Nitro en Virginie, explose, dégageant de la dioxine, polluant organique et perturbateur endocrinien avéré, avec les mêmes conséquences sur les populations que la catastrophe ultérieure de Seveso en Italie en 1976 (lire p. 30). La firme sera par la suite plusieurs fois condamnée pour la pollution engendrée par les PCB et la dioxine.

À partir de la fin des années 1970, le groupe, qui n'a cessé de grossir, se concentre davantage sur ce que l'on nomme l'agro-industrie, en produisant des semences classiques ou OGM et des phytosanitaires, autre nom des pesticides.

Voici un petit exemple qui vaut son pesant de cacahuètes, ou plutôt de soja, colza et coton appelés « Roundup Ready® », car ils sont génétiquement modifiés pour être insensibles au Roundup® : on vend la semence dont il est interdit de récolter les graines sous peine de procès – intentés et tous gagnés par Monsanto – et, en même temps, on commercialise le phytosanitaire pour le cultiver, dont on a le monopole. Et voilà l'agriculteur pieds et poings liés à Monsanto !

À partir de l'an 2000, le brevet du glyphosate tombe dans le domaine public, la molécule peut ainsi être utilisée par tout fabricant. Ce sont alors des centaines de spécialités, tant pour l'agriculture que pour l'usage domestique, qui apparaissent sur le marché. Retenez dès à présent une chose extrêmement importante pour la suite : les effets biologiques de la molécule isolée de glyphosate ne sont pas les mêmes que ceux de son association avec d'autres substances, comme dans le Roundup®, par exemple. Ceci s'appelle « l'effet cocktail », largement démontré par les scientifiques[25].

La consommation de glyphosate est en augmentation constante, passant de 402 millions de tonnes en 2005 à 826 millions de tonnes en 2014. Certaines régions d'Argentine ont littéralement été « inondées » de glyphosate pour traiter le fameux soja « Roundup Ready® » résistant à l'herbicide. Je vous laisse imaginer l'avion larguant son nuage toxique au-dessus des champs, le vent l'emportant vers les villages, puis le produit ruisselant dans les eaux, pour finir par s'accumuler dans les sols…

Monsanto, qui a eu le toupet d'écrire sur ses étiquettes et affiches que le produit était biodégradable dans le sol et l'eau alors qu'il n'en est rien, a été condamné pour cette information mensongère.

[25] A. Kortenkamp, M. Scholze, Université de Brunel à Londres. Institut de recherche en santé, environnement et travail (Irset), CHU de Rennes, *Environmental Health Perspectives*, 2017.

— Le cœur de la polémique

Pour qu'une substance phytopharmaceutique puisse être commercialisée dans un pays européen, il faut d'abord qu'elle soit approuvée par l'Union européenne, en l'occurrence la Commission européenne et le Parlement européen.

Pour ne pas être accusée de partialité dans l'exposition des faits, je vous livre des extraits du briefing élaboré par l'EPRS, le Service de recherche du Parlement européen, en février 2018, « *à l'attention des membres et du personnel du Parlement européen comme documentation de référence pour les aider dans leur travail parlementaire* »[26].

La polémique est née d'une controverse au sein du *think tank* du Parlement. Ce cercle de réflexion d'experts indépendants chargés d'éclairer les députés européens l'expose ainsi :

> **« La controverse fait rage depuis la publication d'évaluations contradictoires quant au caractère cancérigène du glyphosate : le Centre international de recherche sur le cancer, une branche de l'Organisation mondiale de la santé, a classé le glyphosate parmi les produits probablement cancérigènes pour l'homme, tandis que l'Autorité européenne de sécurité des aliments estime improbable qu'il présente un risque cancérigène pour l'homme. Pour sa part, l'Agence européenne des produits chimiques a ensuite conclu que le glyphosate ne faisait pas partie des substances cancérigènes. »**

[26] Tous ces documents sont consultables sur www.europarl.europa.eu/thinktank

Mais comment se fait-il que des instances aussi sérieuses que le CIRC (le Centre international de recherche sur le cancer), l'EFSA (l'Autorité européenne de sécurité des aliments) et l'ECHA (l'Agence européenne des produits chimiques) n'arrivent pas aux mêmes conclusions ? Les services du Parlement européen, là encore, nous informent en nous donnant des pistes pour comprendre ces différences d'appréciation :

> **« En premier lieu, la sélection des participants aux processus diffère : alors que le CIRC ne fait confiance qu'à des experts hautement qualifiés, sans associer les hommes politiques ou la société au sens large, l'EFSA et l'ECHA sont mandatées pour associer les parties prenantes dans les évaluations scientifiques.**
>
> **En second lieu, les règles de sélection des éléments de preuve diffèrent : alors que les experts du CIRC ne tiennent compte que des rapports qui ont été publiés dans des journaux scientifiques (principalement des documents universitaires, mais également des données publiées par les autorités régulatrices), l'EFSA et l'ECHA envisagent un éventail beaucoup plus large de preuves, y compris les documents non publiés du domaine industriel, conformément à l'idée que le constructeur doit apporter la preuve que sa substance active répond aux critères d'exclusion.**

En troisième lieu, l'objet de ces études peut lui aussi différer : alors que les tests effectués par l'industrie agrochimique, conformément aux lignes directrices internationales, ont trait à la substance active (le glyphosate pur), les études publiées ont tendance à se concentrer sur les produits commerciaux utilisés par les agriculteurs dans le domaine (c'est-à-dire contenant la substance active glyphosate ainsi que d'autres substances). »

En sciences et en médecine, il est possible d'arriver à des conclusions différentes en fonction du protocole choisi pour l'expérience ou, lorsque l'on fait une revue de la littérature, en ne sélectionnant que les études qui apportent des arguments allant dans le sens de la thèse ou des intérêts que l'on souhaite défendre.

Voilà un comportement fort humain me direz-vous, mais qui fait frémir lorsque l'on sait que, dans ce qui nous occupe ici, il met en jeu la santé de millions d'individus ! Par exemple, les études fournies par Monsanto ne concernent que le glyphosate et non le Roundup®, faisant fi du fameux effet cocktail, ou encore elles ne s'intéressent qu'aux doses toxiques, sur des périodes courtes, négligeant ainsi le temps de développement des cancers ou l'effet perturbateur endocrinien sur l'embryon, qui, nous l'avons vu, ne dépend pas de la dose, mais de la période d'exposition.

Enfin, vous souvenez-vous de l'affaire des *Monsanto Papers*, révélée en 2017 par le journal *Le Monde* ? Ils nous éclairent sur le degré de probité du géant de l'agrochimie. Ce scandale a été révélé lorsque des documents internes de Monsanto (e-mails, courriers) ont été rendus publics lors d'un procès contre la firme, aux États-Unis. On y découvre que Monsanto a pratiqué le « ghostwriting », qui consiste à attribuer à un scientifique de renom – que l'on prend soin de rémunérer pour ce tour de passe-passe – une publication sortie tout droit des cerveaux du commanditaire.

Et je vous épargne les tentatives d'intimidation du groupe auprès du CIRC et de ses experts. Ces révélations ont valu aux lobbyistes du groupe industriel d'être priés d'aller faire leur job hors du Parlement européen. Enfin un zeste de moralité dans cet univers sans foi ni loi.

— Les tribulations européennes du glyphosate

Jusqu'en 2002, la commercialisation du glyphosate est soumise aux réglementations nationales, puis commence son histoire européenne, lorsque, en vertu d'une directive de 1991, son usage est approuvé pour dix ans dans l'Union européenne. En 2009, cette dernière se dote d'une réglementation pour l'autorisation des produits phytosanitaires. Il est très instructif d'en connaître les fondements et principes, à savoir : « *assurer un niveau élevé de protection de la santé humaine et animale et de l'environnement et à améliorer le fonctionnement du marché intérieur par l'harmonisation des règles concernant la mise sur le marché de produits phytopharmaceutiques, tout en améliorant la production agricole* ».[27] Il vise autant la protection des êtres humains, de l'espèce animale et de l'environnement que celle des marchés et de l'agriculture. On imagine assez aisément qu'il peut y avoir quelques intérêts contradictoires…

En 2010, deux ans avant l'expiration de l'autorisation du glyphosate, éclate la controverse sur les effets cancérogènes du produit. Au même moment, et probablement en réaction à la controverse, la Commission européenne proroge l'autorisation jusqu'au 31 décembre 2015, puis, par deux fois, renouvelle son approbation : d'abord jusqu'au 30 juin 2016, puis jusqu'au 31 décembre 2017, dans l'attente, plaide-t-elle, des résultats des travaux d'évaluation sur la toxicité de la molécule.

Au fur et à mesure des conclusions – toujours rassurantes – des diverses agences et commissions (BFR[28], EFSA[29], ECHA[30]), la Commission gagne du temps, en l'occurrence cinq ans par rapport à l'autorisation initiale. Elle en profite pour proposer une prorogation de quinze ans en février 2016, qu'elle revoit à la baisse à dix ans en mai 2017. Heureusement, ces propositions sont rejetées à chaque fois par la majorité des États membres. L'initiative citoyenne européenne « Interdire le glyphosate » d'octobre 2017, qui a recueilli plus d'un million de signatures, n'est probablement pas étrangère à cette décision.

---

27 Règlement (CE) n°1107/2009 du Parlement européen et du Conseil du 21 octobre 2009 concernant la mise sur le marché des produits phytopharmaceutiques, *Journal officiel de l'Union européenne.*

28 BFR : Institut fédéral allemand d'évaluation des risques.

29 EFSA : Autorité européenne de sécurité des aliments.

30 ECHA : Agence européenne des produits chimiques.

Où en sommes-nous aujourd'hui ? À la fin de l'année 2017, le Parlement européen a demandé l'élimination progressive du glyphosate d'ici décembre 2022, et la Commission a renouvelé son approbation jusqu'au 15 décembre 2022. Si la volonté politique est là, il n'est pas impossible d'interdire un pesticide sur son territoire : c'est ce que vient de faire en juillet 2019 l'Autriche, justement avec le glyphosate, en vertu du principe de précaution.

Je serais prête à parier que, dès que les stocks de Roundup® seront écoulés et que l'on aura trouvé un produit de remplacement, le glyphosate sera très vite interdit. C'est exactement ce qui vient de se produire au printemps 2019 pour un autre phytosanitaire, un fongicide, l'époxiconazole : le 28 mai 2019, l'ANSES a annoncé le retrait de toutes les spécialités contenant cette molécule, soit une trentaine de produits, en raison de ses risques avérés pour la santé. Un scoop ? Pas du tout ! Cette molécule est sur la sellette et dans les cartons de l'Union européenne depuis 2013, *« soumise à exclusion »* pour *« ses effets avérés et supposés en termes de cancérigénicité, mutagénicité ou reprotoxicité »*, selon le règlement UE n° 1107/2009. Dès 2020, la Commission européenne suivra sans doute la décision française, puisque le groupe BASF, qui commercialisait l'époxiconazole, a trouvé, au bout sept ans de recherche – où l'on a sciemment continué de nous intoxiquer –, une molécule de substitution… dont il faudra à nouveau plusieurs années pour savoir si elle est toxique pour la santé ! Tout ceci a un petit air de la chanson de mes jeunes années : « *Et le matou revient, il n'est pas mort…* »

— L'impact du glyphosate sur la santé

LE RISQUE CANCÉROGÈNE

Vous aurez compris que la polémique tourne essentiellement autour de ce risque, non seulement pour le glyphosate, mais surtout à propos du mélange explosif qu'il forme avec d'autres substances dans le produit phare de l'industrie agrochimique qu'est le Roundup®. Une étude de cohorte publiée en novembre 2017 sur plus de 54 000 agriculteurs ne trouve pas d'association entre glyphosate et cancer d'une manière générale, mais « *suggère un doublement du risque de leucémie myéloïde aiguë chez les plus gros utilisateurs* »[31].

La justice américaine, quant à elle, a reconnu la responsabilité de ce produit dans une maladie cancéreuse du sang et des ganglions, le lymphome non-hodgkinien. Le groupe Bayer, repreneur de Monsanto, a été condamné récemment à verser de l'ordre de 80 millions de dollars à deux Américains atteints de cette maladie après manipulation du Roundup® : Dewayne Lee Johnson en 2018 et Edwin Hardeman en 2019.

Par honnêteté scientifique, je reconnais que ces décisions ne sont pas une preuve de l'effet cancérogène du glyphosate et ne reflètent que l'intime conviction des juges… qui ne repose certainement pas sur des fadaises ! Depuis, une méta-analyse publiée en 2019 constate que les agriculteurs les plus exposés au glyphosate ont effectivement un risque accru de développer un lymphome non-hodgkinien[32].

---

[31] G. Andreotti *et al.*, « Glyphosate Use and Cancer Incidence in the Agricultural Health Study », *Journal of the National Cancer Institute*, novembre 2017.

[32] L. Zhang *et al.*, « Exposure to Glyphosate-Based Herbicides and Risk for Non-Hodgkin Lymphoma: A Meta-Analysis and Supporting Evidence », *Mutation Research/Reviews in Mutation Research*, février 2019.

Par ailleurs, la France reconnaît le lymphome non-hodgkinien comme maladie professionnelle liée à l'usage du glyphosate.

LE RISQUE POUR LE SYSTÈME NERVEUX

Chez le rat, le glyphosate interfère avec deux neurotransmetteurs, la sérotonine, impliquée dans la dépression, et la dopamine, qui est au cœur des perturbations dans la maladie de Parkinson.

Au demeurant, actuellement, en France, la maladie de Parkinson, pathologie neurologique en pleine expansion, est reconnue comme maladie professionnelle en lien avec l'usage du glyphosate.

LE RISQUE PERTURBATEUR ENDOCRINIEN

Il n'est malheureusement pas aussi documenté que celui qui a permis l'interdiction du bisphénol A. Cependant, de nombreuses études, aussi bien sur des cellules en culture que sur l'animal, révèlent l'interférence probable du glyphosate avec la fertilité[33] et des malformations congénitales.

Sur des cellules humaines en culture, les herbicides à base de glyphosate agissent comme des anti-androgènes, donc susceptibles de perturber leur différenciation masculine[34].

[33] E. Dallegrave *et al.*, « Pre- and postnatal toxicity of the commercial glyphosate formulation in Wistar rats », *Archives of Toxicoly*, 2007.

[34] C. Gasnier *et al.* « Glyphosate-based herbicides are toxic and endocrine disruptors in human cell lines », *Toxicology*, 2009.

Les scientifiques ont identifié au moins une partie du mode d'action du glyphosate qui perturbe le métabolisme de l'acide folique et celui de l'acide rétinoïque[35], tous deux essentiels pour la fertilité, la gestation et la formation de l'embryon.

Le type de malformations possibles dans l'espèce animale est multiple : malformations crâniofaciales et cardiaques en particulier.

Pour l'instant, il n'a pas été possible d'établir un lien direct entre l'exposition au glyphosate des femmes enceintes et des anomalies chez les nouveau-nés ou, plus tard, chez les enfants, mais ne trouvez-vous pas que le principe de précaution s'impose ?

À ce stade de nos aventures, vous m'avez gentiment crue sur parole, merci. Toutefois, il est temps que je vous livre les preuves qu'apportent les nombreux travaux scientifiques, et, en particulier, ceux des biologistes, à toutes ces allégations.

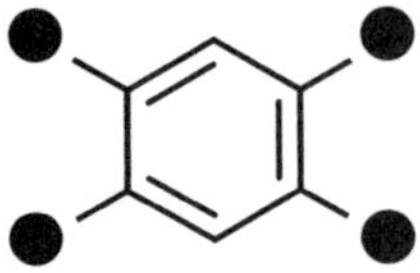

35 A. Paganelli *et al.*, « Glyphosate-based herbicides produce teratogenic effects on vertebrates by impairing retinoic acid signaling », *Chemical Research Toxicoly*, 2010.

LA BIOLOGIE

Le travail de notre petit biologiste est de rassembler les preuves de l'effet des perturbateurs endocriniens sur les êtres humains. Comme, éthiquement, il ne va pas tester des produits chimiques sur des femmes enceintes et des bébés pour voir ce que ça donne, il faut qu'il s'y prenne autrement ! Dans sa trousse à outils, il a : l'écotoxicologie, l'expérimentation animale *in vivo*, les essais *in vitro*, la recherche *in silico* et l'épidémiologie.

L'ÉCOTOXICOLOGIE

Tout commence, souvenez-vous, par les observations de la faune par les zoologistes. L'étape suivante est de confirmer que les signes observés sur les animaux sont bien en lien avec l'environnement, puis d'identifier le produit suspect. Mais, ensuite, il faut aller encore plus loin en termes de prévention, de protection de l'environnement et des populations. Et c'est aussi cela, l'objet de l'écotoxicologie, discipline récente, mais qui a un bel avenir devant elle.

L'EXPÉRIMENTATION ANIMALE *IN VIVO*

Une fois un lièvre levé par une observation écologique, il faut vérifier si le produit suspect a les mêmes effets néfastes sur un modèle animal en laboratoire. Les animaux les plus proches de l'homme dans ce domaine sont le rat et la souris. Ces expérimentations sont dites *in vivo*, et je vous en raconterai quelques-unes, dont certaines sont plutôt croquignolesques…

LES ESSAIS *IN VITRO*

Pour compléter les connaissances sur le mécanisme d'action d'une molécule, par exemple, on peut aussi faire des expériences *in vitro*, c'est-à-dire mettre directement le produit en contact avec des cellules cibles en culture.

C'est par hasard, dans le cadre de ses recherches sur le cancer du sein, qu'Ana Soto[36], la première, découvre *in vitro* que les plastiques sont des perturbateurs endocriniens. Nous sommes en 1991, et cette chercheuse de l'université de Boston fait l'expérience suivante : elle compare des cellules mammaires dans un milieu de culture enrichi en œstrogènes au même type de cellules dans le même milieu de culture, mais sans œstrogènes : c'est le groupe témoin. Et, contre toute attente, les cellules témoins réagissent plus que les cellules exposées, en se transformant en cellules cancéreuses. Bizarre…

C'est alors qu'Ana Soto se rend compte que, pour son groupe témoin, elle utilise une nouvelle gamme de tubes à essai ! Puis elle réussit à montrer que c'est le relargage de nonylphénol par le plastique qui a induit sur les cellules

[36] A.M. Soto et coll., « An Estrogenic Xenobiotic Released From "Modified" Polystyrene », *Environmental Health Perspectives*, 1991.

mammaires en culture un effet perturbateur endocrinien particulièrement puissant. Dans la foulée de cette découverte, elle découvre que le bisphénol A agit de la même manière que le nonylphénol et constitue donc un danger potentiel pour le sein.

LA RECHERCHE *IN SILICO*

Un nouveau mode d'investigation est actuellement validé par la communauté scientifique, c'est la recherche *in silico*, c'est-à-dire à partir de calculs mathématiques. Je vous en parle ici, car, à l'échelle européenne, une preuve *in silico* est acceptée comme critère valable pour reconnaître le caractère de perturbateur endocrinien d'une substance.

L'ÉPIDÉMIOLOGIE

C'est le *gold standard* ! Les études épidémiologiques sont capables de démontrer qu'une cause précise a un effet certain et quantifiable sur une population. Ceci est particulièrement difficile pour l'étude des perturbateurs endocriniens pour plusieurs raisons qu'il est important de connaître.

C'EST LE MOMENT QUI FAIT LE POISON, PAS LA DOSE

Question de bon sens ! Prenons un exemple : la biologie et la chimie nous montrent les effets délétères du bisphénol A sur le sein et les organes génitaux des petits garçons. Quant à l'épidémiologie, elle nous dit que 96 % de la population en excrète dans ses urines. Mais, heureusement, 96 % des femmes ou de leurs filles n'auront pas un cancer du sein ni ne donneront naissance à un petit garçon atteint d'hypospadias, cette malposition vers le bas du méat urinaire.

Une étude faite à Nice en 2010[37] montre qu'on trouve des polluants – et pas des moindres (PCB, phtalates, bisphénol A) – dans la quasi-totalité des échantillons de sang du cordon ombilical, des premières selles et du lait maternel. La présence de polluants est corrélée avec un faible poids de naissance, un petit périmètre crânien et des malformations génitales chez les petits garçons, mais pas pour tous les nouveau-nés. Il faut donc que le perturbateur endocrinien trouve sa « bonne fenêtre de tir » pour exercer un effet néfaste sur la santé. Y être exposé, si ce n'est pas à un moment de fragilité pour l'organisme, n'est heureusement pas une condamnation à en subir les conséquences !

[37] F. Brucker-Davis et coll., « Exposure to selected endocrine disruptors and neonatal outcome of 86 healthy boys from Nice area (France) », *Chemosphere*, septembre 2010.

L'organogénèse, c'est-à-dire la formation des organes du bébé *in utero*, est terminée à la fin du troisième mois. Ensuite, il n'y a plus qu'à arroser pour que ça pousse ! C'est donc bien le premier trimestre qui est à haut risque malformatif, car, chaque jour, une nouvelle brique est posée pour la construction de ce petit humain. Un grain de sable, en l'occurrence un perturbateur endocrinien, le mauvais jour, et la machine s'enraye ! À partir du deuxième trimestre, le risque malformatif est moindre, mais tout n'est pas joué pour autant, car certains organes sensibles, en particulier le cerveau, continuent leur maturation jusqu'à l'accouchement, et même au-delà.

LE RISQUE N'EST PAS PROPORTIONNEL À LA DOSE

Paradoxalement, un perturbateur endocrinien peut être plus dangereux à faible qu'à forte dose. C'est ce que nous apprend l'observation de l'âge de la puberté chez les petites filles adoptées exposées au DDT, un perturbateur endocrinien de type œstrogénique, largement utilisé dans les zones impaludées du tiers-monde. Celles qui ne sont pas adoptées et grandissent dans leur pays d'origine sont exposées au pesticide à des doses fortes, mais ne montrent pas de puberté précoce. À l'inverse, celles dont le pays d'accueil, bien qu'ayant interdit le DDT, est pollué par de petites quantités de ce POP, vont commencer leur puberté avant l'âge physiologique. Ceci s'explique par le fait qu'un œstrogène peut être activateur à faible dose et freinateur à une dose plus forte. L'arrivée anticipée de la puberté est évitée dans le pays d'origine en raison de l'effet inhibiteur des fortes doses du perturbateur endocrinien, alors que, dans le pays d'accueil, où le niveau de contamination est moindre, ce frein est levé et la puberté survient précocement.

Comme nous le verrons ultérieurement, le rajeunissement de l'âge de la puberté, y compris dans nos populations autochtones, est aussi un effet des perturbateurs endocriniens.

L'EFFET COCKTAIL

Voilà enfin un mécanisme biologique facile à mettre en évidence dans le modèle animal et *in vitro*. Des chercheurs[38] du CHU de Rennes ont démontré la potentialisation de la toxicité d'une molécule de 10 à 1 000 sur une culture de cellules de testicule fœtal, rien qu'en ajoutant un composé.

En revanche, cela reste difficile à prouver dans l'espèce humaine. En effet, nous sommes tous exposés à un cocktail explosif de toxiques en tout genre, jamais à un seul produit isolément ! Par exemple, l'herbicide Roundup® est plus toxique que son composé de base seul, le glyphosate, au moins en expérimentation animale comme je vous l'ai expliqué précédemment.

38 A. Kortenkamp, M. Scholze, université de Brunel à Londres. Institut de recherche en santé, environnement et travail (Irset), CHU de Rennes, *Environmental Health Perspectives*, 2017.

L'EFFET RETARD

Je prendrai l'exemple de l'altération du spermogramme des dernières générations masculines[39]. Ce n'est que lorsque les petits garçons exposés *in utero* auront fait leur puberté et seront en âge de procréer que l'on sera en mesure d'évaluer l'atteinte de leur fertilité, donc vingt ans après l'exposition initiale au perturbateur endocrinien.

Nous verrons qu'il en est de même pour le cancer du sein, dont il ne faut pas chercher une partie de la cause dans les quelques années qui ont précédé son apparition, mais bien avant.

L'EFFET TRANSGÉNÉRATIONNEL

La tragique histoire du Distilbène® (lire p. 36) en est la preuve sur une, voire deux générations, mais vous m'objecterez peut-être qu'il s'agit d'un médicament, pas d'un polluant. Bonne remarque, je vois que vous suivez !

Eh bien, pour vous satisfaire, nous avons la magnifique étude de Barbara Cohn[40], qui prouve, cinquante ans plus tard, l'augmentation de risque de cancer du sein chez les filles de femmes exposées au DDT. Tous les détails dans quelques pages !

Après le chimiste et le biologiste, si on changeait complètement de genre pour aller se promener du côté du droit ?

---

[39] H. Levine et coll., « Temporal Trends in Sperm Count: A Systematic Review and Meta-Regression Analysis. Human Reproduction Update », publié en ligne, juillet 2017.

[40] B.A. Cohn et coll., « DDT Exposure in Utero and Breast Cancer », *The Journal of Clinical Endocrinology & Metabolism*, Volume 100, *Issue 8*, août 2015.

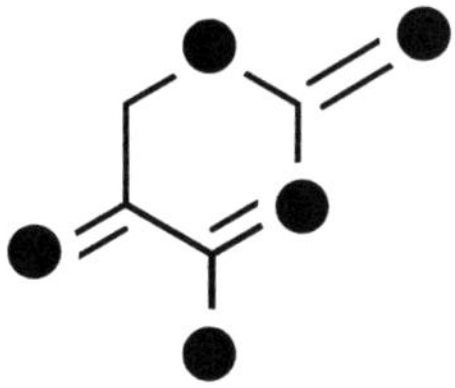

LE DROIT

J'ai déjà évoqué les interdictions qui ont frappé un certain nombre de polluants, mais malheureusement trop tard pour éviter la pollution résiduelle qui affectera encore pour des dizaines, voire des centaines d'années, la planète. Sans une mobilisation locale, nationale et internationale des citoyens et des politiques, rien ne se fera !

La première étape pour promulguer une loi de protection sanitaire, c'est de savoir de quoi on veut protéger la population. Hélas, c'est là qu'est l'os – comme disait Bourvil dans *La Grande Vadrouille* –, et j'en veux pour preuve les atermoiements de l'Europe pour définir ce qu'est un perturbateur endocrinien.

Cela peut vous sembler du chipotage d'experts, mais figurez-vous qu'il est essentiel de s'entendre sur une définition pour pouvoir légiférer. En effet, si la définition retenue est trop restrictive, seuls les produits ayant fait la preuve absolue de leur toxicité sont susceptibles d'être interdits, et des substances dangereuses continueront à circuler. Inversement, si la définition est trop large, des substances dont la toxicité n'est que probable, mais dont le rapport bénéfice-risque serait en faveur du bénéfice, pourraient alors ne plus être commercialisées. Et je ne vous parle pas de l'intense lobbying qu'exercent les industries chimiques et agroalimentaires auprès des décideurs…

Bref, pour mieux comprendre, je vais vous détailler, sur moins de six mois, les tergiversations de la Commission européenne.

Le 15 juin 2017, cette commission, en sa neuvième séance depuis un an, propose de retenir la définition des perturbateurs endocriniens donnée par l'OMS (lire p. 37). Le 28 juin, les États membres adoptent le texte, élargi aux perturbateurs endocriniens « présumés ». Le 28 septembre, la Commission environnement du Parlement refuse le texte et, dans la foulée, le 4 octobre, le Parlement à son tour le refuse. Alors que la communauté scientifique est quasi unanime sur la question, ces tergiversations témoignent à la fois du travail des lobbys de l'industrie chimique et des intérêts propres des différents États de l'Union, chacun craignant des répercussions pour son industrie, son agriculture et partant, son économie.

Quels sont les points d'achoppement ? Ils sont de deux ordres : la dose limite et le niveau de preuve.

Pour la question de la dose, le mode d'action même des perturbateurs endocriniens et les observations scientifiques vont dans le sens d'une tolérance zéro. Je vous rappelle simplement cette particularité des perturbateurs endocriniens :

« C'est le moment qui fait le poison, pas la dose. »

Pour le niveau de preuve, la Commission européenne accepte toute forme de preuve, y compris *in vitro*, sur des cellules cultivées en laboratoire, et *in silico* à partir de calculs mathématiques. Comme pour les substances suspectées d'être cancérogènes, on devrait pouvoir, au nom du principe de précaution, interdire les perturbateurs endocriniens probables. La méthodologie existe déjà pour les substances CMR – cancérigène, mutagène, reprotoxique – qui sont étiquetées « avérées », « présumées », ou « suspectées ». Or, c'est la dernière catégorie qui manque pour les perturbateurs endocriniens.

Le groupe de chercheurs indépendants mené par Rémy Slama, épidémiologiste à l'INSERM et président du comité scientifique du programme de recherche sur les perturbateurs endocriniens, propose la classification suivante : perturbateur endocrinien « certain », « suspecté » et « substance endocrinement active ». Ces scientifiques demandent surtout d'appliquer le principe de précaution aux trois catégories de perturbateurs endocriniens qu'ils ont définies.

Le principe de précaution, inscrit dans la Constitution de nombreux pays, est un outil de gouvernance qui permet de légiférer et de réglementer. D'aucuns lui reprochent d'être un frein au progrès scientifique, d'autres, au contraire, y voient un moyen de stimuler la recherche de solutions alternatives et innovantes. Mais de quoi parle-t-on exactement quand on débat du principe de précaution ? Eh bien, on philosophe, mes chers, et je vous offre ici la définition du principe de précaution sur laquelle il n'est pas inutile de revenir :

« Le principe de précaution est un principe philosophique qui a pour but de mettre en place des mesures pour prévenir des risques lorsque la science et les connaissances techniques ne sont pas à même de fournir des certitudes, principalement dans le domaine de l'environnement et de la santé. »

Enfin, le 13 décembre 2017, pour ma fête – c'est la sainte Odile, patronne de mon Alsace chérie ! –, l'Union européenne adopte une définition commune : est considéré comme perturbateur endocrinien tout produit qui répond à ces trois conditions :

- **produire un effet négatif ;**
- **avoir un mode d'action interférant avec le système hormonal ;**
- **faire la preuve que l'effet négatif est la conséquence de son mode d'action.**

Le niveau de preuve exigé reste encore extrêmement élevé, et l'on n'a pas fini d'invoquer le principe de précaution.

Et si on parlait à présent plus précisément de santé, la nôtre et celle de nos enfants ? Pour cela, j'appelle à la barre le petit docteur !

LA MÉDECINE

Nous voilà enfin arrivés à la partie médicale du sujet, je vais me sentir davantage dans mon élément ! Avec le petit chimiste, on a abordé les perturbateurs endocriniens du côté des coupables, les polluants. À partir de maintenant, on se met du côté des victimes : NOUS ! Je vous propose, pour chaque pathologie, de décrire les faits, puis d'aller à la recherche de preuves en laboratoire, puis dans la « vraie vie ».

LES CANCERS DU SEIN

LES FAITS

L'incidence, c'est-à-dire le nombre de nouveaux cas de cancers du sein par an en France, a plus que doublé en trente ans, passant de 24 908 cas en 1985 à 54 062 en 2015. Même s'il faut interpréter ces chiffres en tenant compte de l'augmentation naturelle de la population, il n'en reste pas moins vrai que nous faisons face à une véritable explosion du nombre de cancers du sein en France, comme dans les pays au développement équivalent.

La bonne nouvelle, c'est que la progression qui était de 2,7 % par an commence à s'infléchir et, surtout, que la mortalité par cancer du sein a beaucoup diminué en vingt ans. En effet, cinq ans après le diagnostic, la survie est désormais de plus de 85 %. Les derniers chiffres publiés en 2016 par l'INVS[41] et de l'INCA[42] affichent un taux de survie à cinq ans de 80 % pour la période 1989-1993 et de 87 % pour 2005-2010. Ceci est attribuable à la fois au dépistage précoce et à l'amélioration des traitements.

Tous les pays ne sont toutefois pas égaux face à ce fléau, et André Cicolella[43] aime à comparer la Belgique, et son triste record du monde du nombre de cancers du sein avec un taux de 111,9 pour 100 000 femmes, et le Bhoutan, heureux dernier avec son taux de 4,6 pour 100 000 femmes.

---

41 Institut national de veille sanitaire remplacé aujourd'hui par l'agence nationale de santé publique.
42 Institut national du cancer.
43 A. Cicolella, *Cancer du sein : en finir avec l'épidémie,* Les Petits Matins, 2016.

Honnêtement, je connaissais la Belgique – encore heureux ! –, mais alors le Bhoutan... Ce minipays himalayen d'environ 800 000 habitants, coincé entre l'Inde et la Chine, présente une originalité que je trouve fantastique : à la place du PNB (produit national brut), qui évalue la richesse des pays, le roi du Bhoutan a décidé en 1972 que, dans son pays, on calculerait désormais le BNB, « bonheur national brut » ! Utopique ? Peut-être, mais cela donne à réfléchir.

L'étude de ces variations d'incidence en fonction du niveau d'industrialisation, des pratiques agricoles, de l'alimentation et de la culture, montre que pour 75 %, les cancers du sein sont d'origine environnementale. On arrive aux mêmes conclusions lorsqu'on étudie le risque de cancer du sein chez des jumelles : elles ne développeront pas nécessairement toutes les deux la maladie, car le risque dépend aussi d'autres facteurs que la génétique ou la prédisposition naturelle, en l'occurrence le mode de vie et l'environnement.

LA SCIENCE

– Au laboratoire

Pour commencer, rappelez-vous l'expérience d'Ana Soto[44], qui découvre par hasard que le bisphénol A des flacons contamine les cellules mammaires en culture en stimulant leur multiplication par son effet œstrogénique (lire p. 87). Et une cellule qui se multiplie sans contrôle, cela ressemble rudement à une cellule cancéreuse !

44 A.M. Soto et coll., « An Estrogenic Xenobiotic Released From "Modified" Polystyrene », *Environmental Health Perspectives*, 1991.

Chez l'animal, cette expérience[45] montre que l'exposition à de faibles doses de bisphénol A suffit à faire flamber un cancer du sein : on ajoute de petites quantités de bisphénol A dans l'eau de boisson de souris dites mutées, parce qu'elles développent spontanément des tumeurs mammaires, et on les compare à leurs copines, tout aussi mutées, mais qui reçoivent de l'eau sans BPA. Résultat : les malheureuses exposées au bisphénol A déclenchent leur cancer du sein plus tôt, il se développe plus vite, il est plus agressif et métastase davantage.

Stop, n'en jetez plus, on a compris ! Et pourtant, les sceptiques vous diront que les souris, ce ne sont pas des femmes ! Qu'à cela ne tienne, ils ne perdent rien pour attendre, car j'ai sous le coude deux études incontestables qui les laisseront bouche bée !

— Dans la vraie vie

LE DISTILBÈNE® (OU DES)

Cocorico, une équipe française publie en 2015 une étude[46] qui prouve la responsabilité de l'exposition *in utero* au DES dans la genèse du cancer du sein. Les auteurs recrutent 3 436 femmes nées d'une mère traitée par le Distilbène®, qu'ils comparent à 3 256 femmes non exposées. Le suivi sur plusieurs années montre de manière significative que les femmes nées d'une mère ayant été traitée pendant la grossesse par le Distilbène® développent 2,1 fois plus souvent un

45 J.S. et coll., « Chronic oral exposure to bisphenol A results in a nonmonotonic dose response in mammary carcinogenesis and metastasis in MMTV-erbB2 mice », *Environ Health Perspect*, 2011.

46 M. Tournaire et coll., « Risque de cancer chez les femmes exposées au diéthylstilbestrol *in utero* », *Thérapie*, 2015.

cancer du sein que les autres. Pour les autres effets du DES (cancer du col et du vagin, anomalies des testicules et de la verge, etc.), je vous renvoie au début du livre, lorsque je vous expliquais que cette molécule était un « modèle » de perturbateur endocrinien (lire p. 37 et suivantes).

LA DIOXINE

La population victime en 1976 du nuage toxique de dioxine après la catastrophe de Seveso a été suivie de près. Ce n'est qu'au bout de quarante ans qu'on a pu montrer que les femmes qui étaient enfants ou adolescentes au moment de l'accident développaient à l'âge adulte davantage de cancers du sein que la population générale. La dioxine est aussi le principal polluant des usines d'incinération d'ordures, et, dans ce contexte, on a également observé plus de cancers du sein chez les femmes habitant à proximité des émanations toxiques.

LE DDT

L'étude de Barbara Cohn[47] est, de tous les articles que j'ai épluchés pour ce livre, celle qui me semble la plus édifiante. Elle me plaît tellement que c'est la troisième fois que je la cite, et il est donc grand temps que je vous la raconte !

[47] B.A. Cohn et coll., « DDT Exposure in Utero and Breast Cancer », *The Journal of Clinical Endocrinology & Metabolism*, août 2015.

Barbara Cohn étudie le suivi pendant cinquante-quatre ans de 9 300 filles nées entre 1959 et 1967 de femmes californiennes exposées au DDT. L'ensemble des futures mamans – *the Child Health and Development Studies (CHDS) pregnancy cohort* – avait bénéficié de trois prélèvements sanguins pendant la grossesse et d'un dans les trois jours suivant l'accouchement, afin de doser le fameux pesticide.

Après un demi-siècle de suivi des bébés filles nées de ces mères, et très peu de femmes perdues de vue – et, ça, c'est absolument extraordinaire pour ce type d'étude –, on compare le nombre de cancers du sein à 52 ans dans cette population, *versus* une population témoin, c'est-à-dire non exposée au DDT. Le résultat est sans appel : le risque de cancer du sein, et de surcroît d'une forme plus agressive, est quatre fois supérieur pour les femmes exposées au DDT *in utero*.

Dans une publication[48] antérieure sur cette même cohorte de mères, Barbara Cohn s'intéressait à leur risque de cancer du sein en fonction de leur propre exposition au DDT dans l'enfance. Là aussi, l'exposition au DDT avant 14 ans multiplie le risque de développer un cancer du sein par 5, à un âge relativement jeune (avant 50 ans), et c'est encore pire si l'exposition est importante avant l'âge de 4 ans.

---

48 B.A. Cohn et coll., « DDT and breast cancer in young women: new data on the significance of age at exposure », *Environmental Health Perspectives*, 2007.

Le DDT a, vous le savez, disparu de l'arsenal des pesticides aux États-Unis dans les années 1960 et peu après en Europe, mais il est encore largement utilisé en Asie et en Afrique contre les moustiques responsables du paludisme. C'est, vous le savez aussi, un polluant organique persistant – les ours polaires s'en souviennent (voir p. 48) –, et, avec le réchauffement climatique, la fonte de la banquise entraîne un relargage continu du DDT, qui voyage gentiment dans les mers et les océans de la planète. Synthétisé pour la première fois à la fin du XIXe siècle, utilisé à outrance pendant plus des deux tiers du XXe siècle, ce sont des tonnes de ce pesticide qui sont stockées au frais depuis 150 ans.

Et une petite dernière pour les climatosceptiques : si le climat devient plus chaud et humide, les moustiques vont adorer, et il y aura davantage de zones impaludées dans le monde. Et avec quoi extermine-t-on les moustiques en Asie et en Afrique ? Le DDT !

L'ALCOOL

C'est un peu par provocation que je mets cette substance que vous connaissez bien dans la liste des perturbateurs endocriniens et des cancérogènes. Et pourtant, la consommation d'alcool, à raison de trois à quatre verres de vin par jour, augmente le risque de cancer du sein de 32 %. Moralité : à consommer avec modération...

Auriez-vous imaginé que je puisse clore ce chapitre sur une note positive (optimiste, ça va être dur...) ? Eh bien, si !

C'est en tant que gynécologue, confrontée à de nombreuses femmes qui se demandent pourquoi elles ont développé un cancer du sein, que je vous répondrai. Au moment de l'annonce du diagnostic, mes patientes me posent presque toujours la question de la cause du cancer.

Lorsque l'on va un peu plus loin, on se rend compte qu'apparaît souvent, en filigrane, la culpabilité : qu'ai-je mal fait dans ma vie ? Quel événement a déclenché la maladie ? Que changer à présent dans mon hygiène de vie ? Toutes ces questions sont légitimes, mais tout laisse à penser que le déterminisme de la survenue de la maladie date de bien avant l'apparition de la tumeur, comme le montre tellement bien l'étude de Barbara Cohn.

J'espère que cette information – scientifique et validée – déculpabilisera toutes celles qui se torturent l'esprit et parfois le cœur à chercher dans leur histoire personnelle récente l'origine de leur cancer du sein.

Passons au chapitre suivant, pour une pathologie en pleine expansion et qui touche notamment encore les femmes, la puberté précoce.

LA PUBERTÉ PRÉCOCE

LES FAITS

On assiste depuis plusieurs années à un rajeunissement de l'âge du démarrage de la puberté. Bien que l'âge moyen des premières règles, après avoir baissé, se stabilise autour de 12 ans et demi, on constate aujourd'hui chez les petites filles un développement mammaire prématuré, avant l'âge de huit ans.

La puberté chez la fille commence normalement entre 9 et 13 ans. Elle est régulée par de nombreux facteurs, dont des gènes freinateurs, qui seraient désinhibés par les perturbateurs endocriniens. En clair, on a levé le pied de la pédale de frein. La puberté précoce est définie par l'apparition des premiers signes avant 8 ans pour les filles et 9 ans pour les garçons. Une enquête épidémiologique française[49] de 2011 à 2013 a comptabilisé 1 173 pubertés précoces de petites filles par an.

Celles-ci sont dix fois plus touchées que les garçons et on constate une incidence plus importante dans le sud-ouest de la France autour de Toulouse, et dans les environs de Lyon. La faute à quoi ? Les pesticides utilisés dans la viticulture et l'arboriculture intensives ? Les industries pétrochimiques de la vallée du Rhône ? C'est possible, on attend les preuves tangibles…

---

49 A. Rigou et coll., « Incidence and spatial trends of idiopathic central precocious puberty in France: a nationwide epidemiologic study », *International Society of Environmental Epidemiology* (ISEE), août 2016.

LA SCIENCE

— Au laboratoire

Les études ne manquent pas, comme celle où des chercheurs ont administré du bisphénol A à des souris et observé une ouverture précoce du vagin qui témoigne du début de la puberté[50].

— Dans la vraie vie

Je vous ai déjà parlé des petites filles arrivées en Europe par l'adoption internationale qui développent, pour la moitié d'entre elles, une puberté précoce (lire p. 90), alors que ce n'est pas le cas de celles restées dans leur pays d'origine. Si ce n'était dû qu'à l'amélioration des conditions nutritionnelles avec augmentation de la masse grasse, la puberté démarrerait certes plus tôt, mais pas précocement avant 8 ans ! Il nous faut donc explorer une autre piste.

Essayons, pour commencer, de comprendre comment la puberté se déclenche. Pour cela, il faut que l'hypothalamus, mis en sommeil pendant l'enfance, se réveille. Ce phénomène est complexe et multifactoriel, au minimum génétique, hormonal et environnemental. L'hypothalamus va se mettre à sécréter une hormone, la GnRH[51], qui elle-même va stimuler l'hypophyse. Celle-ci, par l'action de la FSH[52], agira alors sur les ovaires, afin qu'ils fabriquent les hormones sexuelles indispensables à la transformation du corps de l'enfant en celui d'adulte sexué. Vous suivez ?

---

50 S. Honma et coll., « Low dose effect of in utero exposure to bisphenol A and diethylstilbestrol on female mouse reproduction », *Reproductive Toxicoly*, 2002.

51 Gonadotrophin Releasing Hormon.

52 FSH : Folliculin Stimulating Hormon.

Pour élucider le mystère des pubertés précoces des petites filles adoptées, tournons-nous vers les expérimentations animales. On a montré que l'administration de DDT chez le rat tôt dans la vie est corrélée avec une puberté précoce. Toutefois, si l'exposition persiste, alors le DDT agit comme inhibiteur sur l'hypothalamus, et la puberté se déclare à l'âge normal jusqu'au réveil naturel de l'hypothalamus. C'est exactement ce qui se passe pour les petites filles restées au pays. Mais, pour celles vivant en France, n'étant plus sous l'influence du DDT, leur hypophyse n'est plus freinée, et la puberté se déclenche. CQFD !

Le DDT n'est qu'un perturbateur endocrinien parmi tant d'autres, et, lorsque l'on sait que l'enquête[53] de Santé publique France sur la cohorte Elfe[54] montre que, en France, la quasi-totalité des femmes enceintes est contaminée par des polluants organiques – tous largement suspectés d'être des perturbateurs endocriniens, voire identifiés comme tels pour le bisphénol A –, on ne s'étonne pas de l'inflation impressionnante du nombre de pubertés précoces.

Le cancer du sein et la puberté précoce sont les pathologies gynécologiques les plus documentées et dont le niveau de preuve est suffisant pour incriminer et identifier les perturbateurs endocriniens en cause. Mais il y a d'autres maladies gynécologiques dont l'incidence est en progression et pour lesquelles une exposition précoce aux polluants est fortement suspectée.

[53] C. Dereumeaux et coll., « Imprégnation des femmes enceintes par les polluants de l'environnement en France en 2011 », volet périnatal du programme national de biosurveillance mis en œuvre au sein de la cohorte Elfe, tome 1 : *Polluants organiques*, Saint-Maurice : Santé publique France, 2016.

[54] La cohorte Elfe (Étude longitudinale Française depuis l'enfance), coordonnée par une unité mixte Ined-Inserm-EFS (UM Elfe), a pour objectif de suivre plus de 18 000 enfants de leur naissance jusqu'à leurs 20 ans. Pour en savoir plus : http://www.elfe-france.fr/index.php/fr/

MALADIES GYNÉCOLOGIQUES EN STOCK

Le trio perdant est : le syndrome des ovaires polykystiques ou SOPK, l'endométriose, et le fibrome utérin. Ces trois maladies, de plus en plus fréquentes, sont toutes suspectées d'être, au moins en partie, liées aux perturbateurs endocriniens.

LE SYNDROME DES OVAIRES POLYKYSTIQUES

Cet ensemble de symptômes apparaît à la puberté et se poursuit à l'âge adulte. Le syndrome de Stein et Leventhal est décrit par les auteurs éponymes pour la première fois en 1935. Ils font le lien entre des troubles de l'ovulation, des signes de virilisation et des microkystes sur les ovaires. Ce n'est qu'en 2003 que le consensus de Rotterdam définit les critères diagnostiques de cette maladie.

Pour confirmer un syndrome des ovaires polykystiques ou SOPK, il faut réunir deux des trois critères suivants :

- **une dysovulation ou une anovulation qui, se manifestant par des cycles longs et irréguliers, risque d'impacter la fertilité ;**
- **des signes d'hyperandrogénie clinique (acné, cheveux gras, pilosité excessive, alopécie) ou biologique avec augmentation de l'hormone mâle, la testostérone ;**
- **la présence d'au moins 12 microkystiques recensés sur chaque ovaire par échographie (20 avec les sondes actuelles d'échographie endovaginale).**

Le SOPK est très fréquemment associé à une insulino-résistance. Celle-ci concerne 30% à 40 % des femmes de poids normal et jusqu'à 70 % de celles en surpoids.

Le mécanisme qui permet aux cellules musculaires de brûler le glucose sous l'action de l'insuline est déficient et aggravé, en cas d'obésité, par les acides gras produits par les cellules graisseuses en excès. En réaction, le pancréas sécrète davantage d'insuline, induisant ainsi un hyperinsulinisme, jusqu'à épuisement des stocks. Ceci finit par faire le lit du diabète, surtout en cas de surpoids.

Selon la théorie actuelle, ce n'est pas l'insuline qui créé le SOPK, mais le même perturbateur endocrinien qui agit *in utero* sur la sphère gynécologique (les ovaires) et le système métabolique[55] (le pancréas et l'adipocyte, autrement dit, la cellule graisseuse).

Aujourd'hui encore, on ne sait pas tout sur la physiopathologie de ce syndrome, si ce n'est qu'il est multifactoriel et qu'à la fois des prédispositions génétiques et de facteurs environnementaux entrent en jeu.

55 P. Fénichel, PU-PH d'endocrinologie et médecine de la reproduction au CHU de Nice, communication au Congrès gynécologie et obstétrique pratiques, Paris, mars 2018.

Concernant les preuves expérimentales chez l'animal, on en est encore aux balbutiements, et, pour l'épidémiologie, nous n'avons pas encore de certitudes. Cependant, chez le rat, l'exposition *in utero* au bisphénol A entraîne des troubles de l'ovulation et des ovaires micropolykystiques. Chez la guenon (n'y voyez pas une insulte, mais cela reste le modèle le plus proche de l'espèce humaine), après l'exposition *in utero* à des androgènes, la petite guenon va développer un hyperinsulinisme avec syndrome métabolique[56] et SOPK.

Chez la femme, on note une association – celle-ci n'a pas valeur de preuve, mais peut être fortement évocatrice de causalité – entre SOPK, taux circulant de bisphénol A, testostérone et insulinorésistance. On trouve également une association avec deux autres perturbateurs endocriniens, les perfluorés et les PCB.

[56] Le syndrome métabolique associe au moins trois des problèmes suivants : hyperinsulinsme, hyperglycémie, hypertension, hypercholestérolémie, obésité. Il constitue un facteur de risque majeur pour le diabète, les troubles cardiovasculaires et les accidents vasculaires cérébraux.

L'ENDOMÉTRIOSE

L'endométriose touche environ 10 % des femmes et presque la moitié de celles qui souffrent de douleurs pelviennes, en particulier au moment des règles et des rapports sexuels.

Dans cette maladie, le tissu qui tapisse l'intérieur de l'utérus (appelé endomètre) migre dans des localisations dites ectopiques : le muscle utérin (on parle alors d'adénomyose), la trompe, l'ovaire, mais il peut voyager bien plus loin, sur l'intestin, le péritoine, le foie, ou d'autres localisations plus surprenantes. Comme ce tissu continue à suivre les variations imprimées par les hormones à l'endomètre, il va s'épaissir sur les vingt-huit jours du cycle, puis desquamer, voire saigner. Cela ne pose pas de problème si le sang s'évacue par le vagin, mais, sur un ovaire, par exemple, il se formera un kyste, et dans le muscle utérin, cette adénomyose sera la cause de la dysménorrhée, qui est le premier signe d'appel de l'endométriose.

Comme pour le SOPK, la cause précise n'est pas connue, et on invoque, là aussi, une prédisposition génétique et un impact environnemental.

D'après Le Moal et son équipe[57], les perturbateurs endocriniens suspectés sont les PCB, les phtalates et la dioxine. La causalité est probable, avec un poids des preuves de 6,5/8. Je vous épargne le détail des études, vous en avez déjà assez eu pour votre compte !

---

[57] J. Le Moal et coll. in name of the HN, « Toward a multi-country monitoring system of reproductive health in the context of endocrine disrupting chemical exposure », *European Journal of Public Health*, 2015.

LES FIBROMES UTÉRINS

Cette pathologie est ultra courante en gynécologie, et je vous avoue que, avec 85 % de femmes dont l'utérus devient plus ou moins fibromateux entre 40 et 50 ans, on pourrait considérer ceci comme physiologique.

La pathologie fibromateuse correspond au développement excessif du muscle utérin, soit dans son ensemble – on parlera d'utérus globalement myomateux –, soit de manière localisée, sous forme d'une « boule », qu'on qualifiera alors de myome ou fibrome.

Le fibrome ne se transforme pas en cancer (ouf !), mais certains deviennent très volumineux, et d'autres, même tout petits mais mal placés, peuvent vous faire saigner considérablement. On ne traite donc que les fibromes hémorragiques ou ceux qui prennent vraiment trop de place, car la plupart ont la bonne idée de régresser spontanément à la ménopause.

Comme pour les deux autres pathologies gynécologiques, prédisposition génétique et facteurs environnementaux se partagent la responsabilité. Les auteurs[58] précédemment cités incriminent les PCB, les phtalates et la dioxine. La causalité est probable, avec un poids des preuves de 6,25/8.

Et si, maintenant, on passait aussi les hommes à la moulinette ? Baisse de la fertilité, malformations génitales et peut-être modification des comportements sexuels… Ça sent le roussi.

---

58 *Ibid.*

ET LES HOMMES ?

SPERMATOZOÏDES EN PERDITION

La baisse actuelle de la fertilité des couples a deux causes principales : l'augmentation de l'âge des femmes lorsqu'elles décident de mettre un bébé en route et l'altération de la qualité du sperme. Aujourd'hui, le spermogramme fait partie des tout premiers examens en cas d'infertilité, et l'on est au demeurant en train d'en modifier les normes, car rares sont les hommes dont le spermogramme rentre encore dans les clous. Souvenez-vous de mon Superman du spermogramme au début du livre (lire p. 36) !

Des preuves concernant la baisse du nombre de spermatozoïdes, nous en avons malheureusement de nombreuses. Si on compare les spermogrammes des années 1930 à ceux d'aujourd'hui, on constate une diminution de moitié de la concentration en spermatozoïdes depuis la fin des Années folles.

Sans remonter aussi loin, l'étude de Levine[59] confirme à partir d'une méta-analyse regroupant 42 935 spermogrammes, la diminution significative du nombre de spermatozoïdes dans l'éjaculat des hommes en Occident entre 1973 et 2011.

[59] H. Levine et coll., « Temporal trends in sperm count: a systematic review and meta-regression analysis », *Hum Reprod Update*, novembre, 2017.

En France[60], on note, sur une population de presque 27 000 hommes, une diminution de la concentration spermatique de 1,9 % par an entre 1989 et 2005, autrement dit plus d'un tiers en quinze ans ! Ce phénomène est général, mais plus marqué en Aquitaine et Midi-Pyrénées. L'étude n'évoque pas d'hypothèse quant à la raison de cette disparité géographique, mais, pour ma part, j'y verrais, comme pour la puberté précoce, les perturbateurs endocriniens émis par les produits phytosanitaires utilisés pour la viticulture et l'arboriculture intensives.

LIBIDO DANS LES CHAUSSETTES

Tout aussi inquiétante est cette expérimentation faite par l'équipe de Sakina Mhaouty-Kodja[61] de l'Institut de biologie Paris-Seine qui a observé le comportement sexuel des souris mâles exposées au DEHP, un phtalate utilisé comme parfum, mais aussi dans des PVC flexibles (rideaux de douche, tuyau d'arrosage, etc.), des cathéters à usage médical, et interdit par une directive européenne de 2005 dans les jouets et les articles de puériculture, encore heureux ! Eh bien, figurez-vous que ces souriceaux sont moins attirants pour les souricettes, moins entreprenants et moins performants sexuellement.

60 J. Le Moal et coll., « Évolution de la concentration spermatique en France entre 1989 et 2005 à partir des données de la base Fivnat », *Bull Epidémiol Hebd*, 2012.

61 C. Dombret et coll., « Neural Mechanisms Underlying Disruption of Male Courtship Behavior by Adult Exposure to DEHP in Mice », *Environmental Health Perspectives*, 2017.

Au secours ! Et si la libido de nos jeunes mâles était aussi en péril ? Cela expliquerait un phénomène que j'observe depuis quelques années dans mes consultations de sexologie. Au début de ma déjà longue carrière, quand un couple consultait pour une baisse de libido, c'était à 99 % parce que Monsieur avait plus envie que Madame. Mais, depuis ces dernières années, la tendance semble s'inverser – pas pour les couples de cinquante ans et plus, mais pour les jeunes ! Certes, on peut aussi invoquer des raisons culturelles et sociétales (plus de stress, différence des genres moins marquée, libération sexuelle des femmes qui osent exprimer leur désir…), mais, tout de même, cela interroge.

Pour confirmer mon impression, le *Journal international de médecine* du 6 avril 2018 fait état de plusieurs études anglo-saxonnes, dont une britannique, qui montre que le nombre de rapports sexuels chez les 18-35 ans est passé sous le seuil des cinq par mois, et une étude américaine constate une baisse de 10% à 15 % du nombre des rapports chez les couples stables en trente ans. Pire, une large enquête[62] hollandaise auprès de 17 000 personnes révèle que, en moyenne, les couples de plus de 25 ans font l'amour trois fois par mois. Cela peut être un peu juste pour faire un bébé !

Parmi les autres calamités qui frappent les hommes, et qui sont attribuables aux perturbateurs endocriniens, on trouve aussi les malformations génitales et les cancers.

---

62 « Large-scale study: Dutch people enjoy sex but still much sexual coercion occurs », *Rutgers.international*, publié en ligne le 15 janvier 2018.

MALFORMATIONS À GOGO

— Les faits

Les alligators du lac d'Apopka et les ours polaires du Groenland ne sont malheureusement pas les seules victimes de malformations de l'appareil génital mâle ; nos petits garçons paient aussi leur tribut. En effet, on observe une augmentation significative des cryptorchidies, c'est-à-dire le défaut complet ou partiel de descente des testicules dans les bourses.

Cette malformation est l'anomalie génitale la plus fréquente chez les garçons nouveau-nés, puisqu'elle touche 2,9 % de cette population. Au Danemark, son incidence a doublé entre 1960 et 2000. En France, les cryptorchidies opérées chez les petits garçons de moins de 7 ans augmentent de 2,64 % par an.

On peut faire rigoureusement la même observation pour l'hypospadias, malformation où le méat urinaire, au lieu de s'ouvrir au bout de la verge, se situe en dessous, donc dirigé vers le bas.

Ces deux types d'anomalies génitales sont la conséquence d'une perturbation du signal androgénique au moment de la différenciation sexuelle du fœtus. Une petite leçon d'embryologie s'impose !

Pour faire un garçon, il faut un chromosome X et un Y, mais cela ne suffit pas pour développer des organes génitaux mâles. Pour ce faire, il faut que les cellules génitales, qui, au départ, sont les mêmes pour les futurs garçons ou petites filles, se différencient pour donner soit l'équipement du garçon (prostate, testicules, verge), soit celui de la fille (utérus, ovaires, vagin, vulve).

Or, ce mécanisme dépend des hormones sexuelles, à savoir les androgènes pour les garçons et les œstrogènes pour les filles. Les plus puissants anti-androgènes sur le marché, ce sont les œstrogènes, logique !

Pour illustrer mon propos et vous expliquer comment les hormones interviennent dans la différenciation sexuelle de manière générale, je vais vous donner l'exemple d'un syndrome rare appelé le « testicule féminisant », bel oxymore ! Ces enfants naissent avec un phénotype féminin, autrement dit ce sont des bébés filles qui, en grandissant, deviendront souvent de belles jeunes femmes aux seins bien développés, à la silhouette générale féminine et dont le cerveau s'est également différencié dans le genre féminin pour, entre autres, des raisons hormonales, mais aussi par l'éducation genrée à laquelle sont encore trop souvent soumises les petites filles. Bref, ce sont des femmes plutôt bien dans leur corps, dans leur sexe et dans leur tête. Cependant, elles n'ont pas de règles, leur vagin est court, et l'échographie ne retrouve ni utérus ni ovaires, alors que, en cherchant bien, on débusque des testicules en situation abdominale ou inguinale mimant parfois une hernie. Bizarre…

Si nous allions voir du côté de la biologie ? Le caryotype de ces « filles » est masculin, 46 XY, et le taux de testostérone (autrement dit l'hormone mâle) est au plafond ! Mais comment est-ce possible ? Il se trouve que ces enfants sont porteurs d'une anomalie génétique qui empêche l'action de la testostérone sur les cellules génitales au moment de la différenciation sexuelle pendant la vie intra-utérine et à la puberté. Cette insensibilité aux androgènes est l'explication de l'absence de développement masculin malgré un sexe chromosomique et hormonal de type masculin. Pour cette raison, on a aussi appelé ce syndrome SICA pour syndrome d'insensibilité complète aux androgènes. Cet exemple vous permet de comprendre comment les nombreux perturbateurs endocriniens à action anti-androgénique ou œstrogénique comme les phtalates ou le bisphénol A, mais aussi les alkylphénols, le triclosan et les parabènes, interagissent avec la différenciation et le fonctionnement génital et sexuel.

— La science

AU LABORATOIRE

Des chercheurs français[63] ont exposé des cellules testiculaires prélevées chez des volontaires opérés d'un cancer de la prostate à un phtalate. Ils ont constaté une diminution de la production de testostérone de ces cellules, donc un effet anti-androgénique dont on connaît la responsabilité dans les anomalies du développement (cryptorchidie, hypospadias) et de la spermatogenèse.

[63] Irset, Inra Toulouse et Laberca, Human Reproduction, 2017.

Rien d'étonnant, alors, que ce perturbateur endocrinien interfère avec les androgènes au moment de la différenciation des organes sexuels du petit garçon dès le ventre de sa mère.

On ne compte plus les études sur le rat et la souris où l'on arrive sans difficulté à induire ce type de malformations et d'altération de la fertilité en exposant ces pauvres petites bêtes à un phtalate, par exemple.

DANS LA VRAIE VIE

L'association entre des perturbateurs endocriniens et le risque d'hypospadias est fortement suggérée par l'équipe du professeur Charles Sultan de Montpellier dans une étude[64] à propos de 300 cas d'hypospadias. En dehors des perturbateurs endocriniens principaux que je vous ai décrits, on suspecte aujourd'hui des médicaments pris pendant la grossesse, comme le paracétamol, les anti-inflammatoires et l'aspirine, d'être associés à une plus grande incidence de cryptorchidie[65]. Cependant, l'ANSM (Agence nationale de sécurité du médicament et des produits de santé), dans sa séance du 13 octobre 2015, après avoir examiné les études sur un lien éventuel entre la prise de paracétamol pendant la grossesse et la survenue d'une cryptorchidie, conclut, dans l'attente d'études plus poussées, que ce lien n'est pas avéré.

---

64 C. Sultan et coll., « Is Hypospadias Associated with Prenatal Exposure to Endocrine Disruptors? A French Collaborative Controlled Study of a Cohort of 300 Consecutive Children Without Genetic Defect », *European Urology*, 2015.

65 S. Mazaud-Guittot et coll., « Paracetamol, aspirin, and indomethacin induce endocrine disturbances in the human fetal testis capable of interfering with testicular descent », *The Journal of Clinical Endocrinoly & Metabolism*, 98(11), 2013.

Je sens que, comme moi à ce stade de la rédaction de cet ouvrage, vous vous demandez qui croire et comment vous en sortir avec ces informations apparemment contradictoires. Cela m'a valu, je vous l'avoue, quelques mauvaises nuits à me torturer l'esprit, puis à rechercher les articles *princeps* – évidemment en anglais pour me faciliter la tâche ! – et vous en livrer l'essence même.

La suspicion d'association entre la cryptorchidie et la prise de médicaments pendant la grossesse est un excellent exemple de la difficulté qu'ont les chercheurs pour fournir les preuves irréfutables d'une relation de cause à effet entre un perturbateur endocrinien et une anomalie clinique. En l'occurrence, ce sera un médicament soupçonné d'être perturbateur endocrinien (le paracétamol) et une malformation génitale (la cryptorchidie).

RÉVEILLEZ VOS NEURONES ET VOTRE ESPRIT CRITIQUE !

Plantons le décor : 2,9 % de cryptorchidies sur un peu moins de 400 000 naissances de garçons en France par an, cela nous fait, à la louche, 10 000 paires de testicules en vadrouille. Si l'on veut établir un lien certain entre la prise de paracétamol et cette anomalie, il faut remplir deux conditions :

1. Une population dite témoin qui n'a pas pris de paracétamol. On rencontre là une première difficulté, car l'eau est polluée en paracétamol et en bien d'autres toxiques susceptibles d'induire des malformations, donc personne n'est épargné.

2. Une population étudiée qui a pris du paracétamol – si possible aux mêmes doses et au même temps de la grossesse – et dont chaque individu est comparable dans son mode de vie, en particulier alimentaire. De surcroît, la population étudiée ne devrait pas avoir été en contact avec d'autres produits susceptibles de donner une cryptorchidie, et cela est justement impossible, puisque je vous rappelle que le suivi de la cohorte Elfe[66] a montré la présence de polluants organiques, dont les phtalates et le bisphénol, anti-androgènes notoires, chez presque toutes les femmes enceintes de France et de Navarre.

Donc, *exit* les études épidémiologiques 100 % fiables dans ce cas de figure. Il ne nous reste plus qu'à nous pencher sur les études *in vitro* et *in vivo*.

Kristensen[67] conduit en 2012 une expérimentation chez le rat, qui montre que l'exposition au paracétamol diminue la production de testostérone dans le testicule. Suggérant un effet similaire possible chez l'homme, les auteurs évoquent pour conséquence une éventuelle association avec la cryptorchidie. Vous apprécierez les qualificatifs « possible » et « éventuelle »... Il y a donc encore du chemin à faire entre la constatation d'un effet biologique sur l'animal et la preuve d'un effet clinique chez l'homme, mais c'est déjà un bon point de départ.

66 Étude longitudinale française depuis l'enfance, coordonnée par une unité mixte Ined-Inserm-EFS (UM Elfe), qui a pour objectif de suivre plus de 18 000 enfants de leur naissance jusqu'à leurs 20 ans.

67 D.M. Kristensen et coll., « Paracetamol (acetaminophen), aspirin (acetylsalicylic acid) and indomethacin are anti-androgenic in the rat foetal testis », *International Journal of Andrology*, 2012.

Un autre protocole expérimental, celui de l'équipe de Mazaud-Guittot et Jégou[68] à Rennes, est également intéressant. Les chercheurs prélèvent des cellules de testicule fœtal humain entre sept et douze semaines de grossesse – sur des produits de fausse couche, rassurez-vous ! – et les exposent au paracétamol. Ils dosent ensuite la production par ces cellules d'un certain nombre de facteurs impliqués dans la descente des testicules. Ils constatent que la production de testostérone et d'insulin-like factor 3, deux hormones impliquées dans la descente des testicules dans le scrotum, est abaissée en présence de paracétamol.

Voilà qui apporte encore une pierre à l'édifice, puisqu'il ne s'agit plus de cellules de rat, mais d'humain. Pour autant, de l'aveu même des auteurs, cela n'a toujours pas de valeur de preuve, et ils concluent : « *Greater caution is required concerning consumption of analgesics during pregnancy*[69] », autrement dit qu'il faut rester prudent quant à la consommation d'antalgiques pendant la grossesse.

Du point de vue de la pharmaco-vigilance, il n'y a pas de restriction à la prescription du paracétamol pendant la grossesse, puisque les études pharmacologiques avant mise sur le marché du médicament n'ont pas montré d'effet tératogène sur le fœtus. L'histoire nous a malheureusement montré, avec le Distilbène®, par exemple, que cela n'est pas pour autant une garantie absolue d'innocuité…

68 S. Mazaud-Guittot et coll., « Paracetamol, aspirin and indomethacin induce endocrine disturbances in the human fetal testis capable of interfering with testicular descent », *Journal of Clinical Endocrinoly & Metabolism*, 2013.
69 Il faut d'autres preuves concernant la consommation d'analgésiques pendant la grossesse.

Si vous avez pris du paracétamol pendant une grossesse, pas de panique ni de culpabilité, mais n'en consommez que si nécessaire et privilégiez d'autres modes de traitements de la douleur comme l'homéopathie, l'acupuncture, la médecine physique (kinésithérapie, balnéothérapie, fangothérapie, électrothérapie...), la relaxation ou la méditation en pleine conscience. Quant à nous autres, médecins, plutôt que de nous précipiter sur notre ordonnancier pour une prescription d'antalgique, ne pourrions-nous pas prendre davantage le temps d'écouter la souffrance psychique qui se cache parfois derrière la douleur physique de nos patients ?

Petit divertissement : avez-vous une idée de la consommation de paracétamol en France, championne d'Europe en la matière ? J'espère que vous avez le cœur bien accroché, car, pour ma part, j'ai refait dix fois les calculs avant d'y croire ! Sachant que l'on délivre environ 500 millions de boîtes de paracétamol par an en France – chiffre officiel de l'ANSM en 2013 – au rythme effréné de seize boîtes de paracétamol par seconde, à raison de 12 comprimés par boîte, le résultat des courses est de 4 millions de tonnes, soit 160 000 semi-remorques de paracétamol vendus par an en France ! À ce rythme, nous ingurgitons 90 comprimés de paracétamol par an et par habitant en France. Et, selon l'adage du bon père Lavoisier, comme rien ne se perd, rien ne se crée, nous avons toute chance de retrouver le paracétamol ou ses métabolites dans notre verre d'eau.

LE CANCER DU TESTICULE

Il s'agit d'un cancer rare, touchant 1% à 2 % des hommes, avec un pic de fréquence entre 15 ans et 34 ans. Il est en augmentation constante depuis 30 ans, mais, grâce à sa grande chimiosensibilité et à son développement surtout local et ganglionnaire, il est plutôt de bon pronostic. Les Danois[70] ont largement étudié la question et ont constaté, en plus de l'augmentation de l'incidence de ce cancer, son association avec l'hypofertilité par altération de la spermatogenèse, la cryptorchidie et l'hypospadias.

On a regroupé toutes ces anomalies sous le terme de « dysgénésie testiculaire ». Jusqu'à peu de temps, on pensait simplement que la cryptorchidie était ce que l'on appelle un « facteur de risque » de cancer du testicule, sans pour autant chercher à comprendre plus avant. Grâce aux expériences *in vitro* et *in vivo* mettant en évidence la responsabilité des perturbateurs endocriniens dans la genèse des malformations urologiques et les altérations du spermogramme, on peut légitimement avancer que les causes du cancer du testicule et celles de la dysgénésie testiculaire sont identiques et le déterminisme de ces pathologies précoce.

Il paraît alors légitime d'avancer que le cancer du testicule trouve, comme les malformations génitales, son origine très tôt dans la vie, et probablement *in utero*.

---

70 H. Møller & N.E. Skakkebæk, « Risk of testicular cancer in subfertile men: case-control study », *BMJ*, 1999.

LE CANCER DE LA PROSTATE

C'est le cancer le plus fréquent chez l'homme, avec plus de 50 000 nouveaux cas par an en France. À l'inverse du cancer du testicule, il touche, dans l'énorme majorité des cas, des hommes plus âgés, au-delà de 50 ans. Avec environ 8 500 décès par an, il est la troisième cause de décès par cancer pour la population masculine en France.

Ce chiffre élevé est en lien avec le nombre important de personnes atteintes par cette maladie et non à son pronostic qui est bon, puisque la survie à cinq ans est de 94 %. La répartition géographique du cancer de la prostate est proche de celle du sein, la France étant le troisième pays de l'Union européenne le plus touché. Il est plus difficile pour le cancer de la prostate que celui du sein de démontrer le lien de causalité avec les perturbateurs endocriniens, je vais vous expliquer pourquoi.

— Les difficultés de la recherche

Même s'il est difficile d'avancer des hypothèses physiopathologiques, l'Institut national de veille sanitaire et Santé publique France classent le cancer de la prostate dans les pathologies à surveiller en rapport avec les perturbateurs endocriniens, avec un poids des preuves de 7/8 pour les pesticides en exposition professionnelle, l'arsenic et les PCB.

Du point de vue des sciences fondamentales, on se heurte à deux difficultés. D'une part, il n'y a pas de modèle animal facile à étudier, comme les souris mutées pour le cancer du sein, et, d'autre part, le cancer de la prostate étant de croissance lente, les cultures cellulaires ne sont pas non plus un bon matériel d'étude. Ce n'est donc que par analogie hormonale avec le cancer du sein – prostate et sein étant tous deux des organes hormonodépendants – et par une similitude de répartition géographique qu'André Cicolella[71] propose l'hypothèse d'une étiologie environnementale en relation avec des perturbateurs endocriniens. Cependant, l'actualité récente de 2018 nous apporte des éléments de compréhension supplémentaires avec l'affaire du chlordécone.

Cette histoire, vous allez le voir, n'est pas sans rappeler, pour les hommes cette fois, le scandale du Distilbène® qu'ont vécu les femmes dans les années 1970 et leurs filles aujourd'hui.

— Le chlordécone et le cancer de la prostate

Les Antilles ont le triste record du monde de l'incidence du cancer de la prostate, qui touche 227 hommes sur 100 000 en Martinique, par exemple, soit deux fois plus qu'en métropole. Le chlordécone est fortement suspecté d'être en cause dans cette catastrophe sanitaire.

Pour étudier la question, je me suis appuyée, en dehors de la thèse de Margaux Maudouit (lire p. 70), strictement sur les documents officiels publiés par Santé publique France, l'INVS[72] et l'ANSES[73] qui, vous l'imaginez bien, ne risquent pas d'en rajouter !

---

[71] A. Cicolella, *Cancer du sein : en finir avec l'épidémie*, Les Petits Matins, 2016.

[72] INVS : Institut national de veille sanitaire.

[73] ANSES : Agence nationale de sécurité sanitaire de l'alimentation, de l'environnement et du travail.

L'article de référence[74], relayé sur le site de l'INVS, relate les résultats de l'étude Karuprostate, parue dans le *Journal of Clinical Oncology* en 2010. Elle a été menée en Guadeloupe, et compare les taux sanguins en chlordécone de 623 hommes atteints de cancer de la prostate à ceux 671 cas témoins indemnes de la maladie. Je citerai simplement la conclusion des auteurs :

> **« L'étude cas témoins des déterminants des cancers de la prostate en Guadeloupe montre une relation entre exposition au chlordécone et survenue du cancer de la prostate. Ces derniers résultats contribuent à l'établissement de la causalité entre exposition au chlordécone et cancer de la prostate. »**

Les auteurs montrent qu'il y a une relation dose-effet, les hommes les plus imprégnés ayant un risque accru de survenue d'un cancer de la prostate. Cependant, il faut savoir que le surrisque de cancer de la prostate par rapport à la France métropolitaine est à modérer, dans la mesure où les hommes d'origine africaine sont, pour des raisons génétiques, davantage prédisposés à ce cancer, comme cela se vérifie dans les autres îles des Caraïbes, les États-Unis et la Grande-Bretagne.

Le chlordécone polluera encore longtemps le sol de la Martinique et de la Guadeloupe ; l'eau, les sols et toute la chaîne alimentaire sont touchés, jusqu'à certaines espèces

74 L. Multigner, J.R. Ndong, M. Romana, P. Blanchet, « Exposition au chlordécone et risque de survenue d'un cancer de la prostate », Étude Karuprostate, Guadeloupe (France), *BEH*, 8 février 2011.

de poissons du littoral. Des mesures sont prises pour protéger les populations en leur indiquant les bons circuits de consommation, mais c'est un peu tard…

OBÉSITÉ ET DIABÈTE

Voilà les deux « gros » mots qui illustrent le mieux le mal du siècle ! Diabète et obésité sont à considérer comme les plus grandes pandémies du XXIe siècle.

L'OBÉSITÉ

Les faits

On estime à plus de 2 milliards le nombre de personnes adultes en surpoids dans le monde, dont un tiers a un IMC (indice de masse corporelle) supérieur à 30, donc au stade de l'obésité. En France, environ 15 % de la population adulte est en situation d'obésité, et 33 % en surpoids. En vingt ans, cette proportion a presque doublé ! Petite lueur d'espoir, la tendance a l'air de se stabiliser ces dernières années. Ce mal n'épargne malheureusement pas les enfants, dont l'IMC moyen est en augmentation et le poids dépasse les normes pour l'âge de plus en plus tôt dans la vie.

L'obésité est multifactorielle. Il est dépassé et simpliste de penser que le poids d'une personne dépend uniquement de ses apports et de ses dépenses caloriques. J'en veux pour preuve cet article[75] récent venu de Grèce, qui montre que,

[75] C. Papavagelis et coll., « Dietary patterns, Mediterranean diet and obesity in postmenopausal women », *Maturitas*, 2018.

à calories égales et activité physique équivalente, les femmes ménopausées qui consomment plus de céréales complètes, de légumes, de thé et de café sont plus minces. L'alimentation – en quantité et en qualité – et l'activité physique gardent, bien sûr, toute leur importance, surtout pour les surpoids « légers », si je puis me permettre cet oxymore ! Dans l'obésité-maladie (encore appelée obésité morbide), il faut aussi prendre en compte les prédispositions génétiques, sans oublier que dans le *package* de l'héritage familial, on trouve aussi des habitudes alimentaires et une hygiène de vie pas toujours idéales…

Ce que vous ignorez peut-être, c'est que votre maman ne vous a pas seulement transmis la moitié de votre patrimoine génétique et ses traditions culinaires, mais aussi sa flore digestive. Et on sait que le microbiote intestinal joue aussi un rôle important dans la régulation du poids.

Du côté hormonal, l'insuline sécrétée par le pancréas est centrale dans les mécaniques physiopathologiques de l'obésité et du diabète, mais les hormones thyroïdiennes ont, bien évidemment, aussi leur mot à dire sur le sujet.

La régulation hormonale du poids et de l'appétit ne s'arrête pas là : connaissez-vous la leptine et la ghréline ? Si on simplifie à l'extrême, on pourrait dire que la leptine, sécrétée par le tissu adipeux, est l'hormone de la satiété, et la ghréline, produite par l'estomac, celle de l'appétit. Leur cible, c'est le cerveau qui va comprendre « je suis repu » ou « j'ai faim », selon que le message vienne de la leptine ou de la ghréline.

À ce stade de ma démonstration, vous vous demandez certainement où je veux en venir… D'abord vous montrer que c'est compliqué – ah, ah, ça nous fait une belle jambe–, ensuite, vous faire découvrir comment cette merveilleuse mécanique est très sensible à l'environnement, et ceci dès le ventre de notre mère ! Nous voilà de retour au cœur du sujet.

— La science

Paula Baillie-Hamilton[76] – encore une femme ! – pose en 2002, pour la première fois, l'hypothèse que la régulation du contrôle du poids est perturbée par des produits chimiques qui, administrés en faible dose, à un moment particulier du développement, favorisent la prise de poids.

De nombreux polluants sont aujourd'hui suspectés d'être des obésogènes. Cela concerne le fameux bisphénol A – on en trouve encore chez 96 % des femmes enceintes, bien qu'interdit dans les contenants alimentaires depuis 2015 en France – et bien d'autres toxiques ubiquitaires comme les phtalates, les PCB, les polybromés, les perfluorés, les pesticides, les métaux (cadmium, mercure, nickel, arsenic) et possiblement les particules fines dans l'air. Bref, on y trouve à boire et à manger… et à grossir !

AU LABORATOIRE

L'hypothèse de Paula Baillie-Hamilton est confirmée par de très nombreuses expérimentations chez l'animal qui montrent que, non seulement le perturbateur endocrinien favorise le stockage des graisses dans les adipocytes, mais

[76] P. Baillie-Hamilton, « Chemical toxins: a hypothesis to explain the global obesity epidemic », *The Journal of Alternative and Complementary Medecine*, 2002.

qu'il stimule leur multiplication[77] : avec plus d'adipocytes, davantage gorgés de graisse, vous imaginez le résultat sur vos poignées d'amour !

DANS LA VRAIE VIE

De nombreuses associations sont retrouvées entre des perturbateurs endocriniens et l'obésité. Par exemple, le taux urinaire de bisphénol A est corrélé avec l'obésité des enfants et des adolescents[78], et la présence de phtalates est en rapport avec la masse adipeuse intra-abdominale des femmes ménopausées[79].

LE DIABÈTE

— Les faits

La forme de diabète concerné par les perturbateurs endocriniens est le diabète de type II, autrefois appelé diabète gras, car le plus souvent associé à l'obésité et survenant avec l'âge, à partir de 40 ans. Entre 75 ans et 79 ans, 20 % des hommes et 14 % des femmes en France sont diabétiques et la prévalence[80] de la maladie augmente de 5,4 % par an ! À l'échelle mondiale, c'est une véritable épidémie et un vrai fléau en raison de toutes les conséquences annexes du diabète sur la santé.

---

77 S. Kirchner et coll., « Prenatal exposure to the environmental obesogen tributyltin predisposes multipotent stem cells to become adipocytes », *Molecular Endocrinology*, 2010.

78 L. Trasande et coll., « Association between urinary bisphenol A concentration and obesity prevalence in children and adolescents », *Journal of the American Medical Association*, 2012.

79 P.M. Lind et coll., « Serum concentrations of phthalate metabolites are related to abdominal fat distribution two years later in elderly women », *Environmental Health Perspectives*, 2012.

80 Pourcentage de la population touché par la maladie.

La prédisposition génétique est certaine, puisque, même avec un poids normal, si les deux parents souffrent d'un diabète de type II, le risque de développer le même type de diabète est très important pour leurs descendants. Pour échapper à l'échéance ou, au minimum, la reculer, il ne reste plus qu'à surveiller son assiette et chausser ses baskets !

Dans cette maladie, le corps n'est plus capable de transformer le glucose, malgré tous les efforts que fait le pancréas pour sécréter de l'insuline. C'est ce que l'on appelle l'insulinorésistance. Mais quel en est donc le mécanisme ?

L'insulinorésistance est secondaire à un excès de graisses dans les muscles et le tissu viscéral, et c'est là que nous retrouvons notre mauvais copain, l'adipocyte ! La compétition entre la cellule musculaire et la cellule graisseuse bloque l'oxydation musculaire du glucose, autrement dit, sa transformation en énergie.

Dans le foie, il se produit un phénomène inverse, sous forme d'une production de sucre, c'est la néoglucogénèse. Le résultat des courses est un taux de sucre trop élevé dans le sang, que le pancréas tentera désespérément de faire baisser avec l'insuline jusqu'à épuisement de ses réserves. Et voilà pourquoi, chez des personnes prédisposées dont la masse graisseuse est excessive, il suffit de dix ou vingt ans pour que le diabète apparaisse. Il se manifeste au demeurant rarement tout seul et s'accompagne volontiers d'hypertension, d'hypertriglycéridémie, et d'une diminution du bon cholestérol, le HDL. C'est ce que l'on appelle le syndrome métabolique. Pas cool et surtout pas bon pour les vaisseaux !

ET LES PERTURBATEURS ENDOCRINIENS DANS TOUT ÇA ?

Sachant que le surpoids fait presque toujours partie du tableau clinique du diabète, vous avez déjà une partie de la réponse dans le paragraphe sur l'obésité avec, entre autres, les travaux de Paula Baillie-Hamilton sur les obésogènes.

Pour la démonstration de la responsabilité des perturbateurs endocriniens dans l'insulinorésistance, c'est maintenant !

La science

AU LABORATOIRE

L'adiponectine est une hormone fabriquée par les cellules graisseuses, et son rôle est de sensibiliser l'adipocyte à l'insuline. Dans cette expérience[81], les chercheurs mettent en culture des cellules adipeuses de différents organes (sein, peau, viscères) avec du bisphénol A et mesurent la production d'adiponectine. Et que constatent-ils ? Une réduction de la sécrétion d'adiponectine et l'apparition d'une insulinorésistance !

Si l'on biberonne des ratounettes au bisphénol A pendant la grossesse, comme dans cette étude de P. Alonso-Magdalena[82], on voit se développer un diabète gestationnel chez les mamans, et, chez les nouveau-nés, apparaît une intolérance au glucose, une résistance à l'insuline, voire un diabète, surtout si on les engraisse, et ceci pour le reste de leurs jours.

---

[81] E.R. Hugo et coll., « Bisphenol A at environmentally relevant doses inhibits adiponectin release from human adipose tissue explants and adipocytes », *Environmental Health Perspectives*, 2008.

[82] P. Alonso-Magdalena et coll., « Bisphenol A Exposure during Pregnancy Disrupts Glucose Homeostasis in Mothers and Adult Male Offspring », *Environmental Health Perspectives*, 2010.

DANS LA VRAIE VIE

Les vétérans de la guerre du Vietnam ont été exposés bien malgré eux à de nombreux toxiques, dont la dioxine. Une équipe américaine de chercheurs[83] a réussi à démontrer, à l'échelle moléculaire, la responsabilité de la dioxine dans la prédisposition de cette population particulière au diabète.

Une enquête[84], menée au Canada, évalue l'impact de l'arsenic sur la survenue d'un diabète de type II. Elle concerne 1 520 hommes et 1 631 femmes de 20 ans à 79 ans. On compare la concentration urinaire en arsenic de cette population avec la glycémie et l'hémoglobine glyquée, les marqueurs sanguins du diabète et du prédiabète. L'analyse statistique des résultats confirme la forte corrélation entre la concentration urinaire d'arsenic et le diabète.

En France, on n'est pas de reste côté arsenic puisque le suivi de la cohorte Elfe[85] par Santé publique France parue fin 2017 révèle la surimprégnation des Françaises en cet élément chimique ubiquitaire.

On monte d'un étage et on passe au cerveau et à la thyroïde ! Accrochez-vous, ça va décoiffer !

---

83 P.T. Fujiyoshi et coll., « Molecular epidemiologic evidence for diabetogenic effects of dioxin exposure in U.S. Air force veterans of the Vietnam war », *Environmental Health Perspectives*, 2006.

84 S.K. Feseke et coll., « Exposition à l'arsenic et diabète de type 2 : résultats de l'enquête canadienne sur les mesures de la santé de 2007 à 2009 », *PSPMC*, Volume 35-4, juin 2015.

85 « Imprégnation des femmes enceintes par les polluants de l'environnement en France en 2011 », volet périnatal du programme national de biosurveillance, tome 2 : *Métaux et métalloïdes*, Saint-Maurice : Santé publique France, 2017.

LE CERVEAU ET LA THYROÏDE, DEUX INTIMES

Quel rapport entre le cerveau et la thyroïde ? Il est énorme, surtout pour le fœtus et le petit enfant dont le cerveau est en pleine formation, car l'hormone thyroïdienne est in-dis-pen-sa-ble au développement optimal du cerveau !

C'est l'histoire de la médecine qui nous éclaire sur le sujet. Dans des temps pas si lointains, dans les vallées montagneuses reculées, il y avait des enfants lourdement handicapés souffrant de ce qu'on appelait le crétinisme. Ce syndrome associe un retard mental important, un nanisme et un goitre.

Ce n'est qu'au XIXe siècle que la médecine suspecte un déficit en iode comme cause du crétinisme, après la découverte de cet élément chimique dans le varech par Bernard Courtois en 1811. En effet, l'eau des montagnes ne contient pas d'iode, et il était à l'époque impossible d'acheminer du poisson frais depuis la mer jusque dans les Alpes, les Vosges ou la Forêt-Noire ! C'est donc la supplémentation en iode – en particulier dans le sel de table – et l'invention de la réfrigération qui, au XXe siècle, feront disparaître cette pathologie, du moins en Europe et aux États-Unis.

La cause du crétinisme est une hypothyroïdie extrême par carence en iode. Il ne faut pas confondre cette maladie avec l'hypothyroïdie congénitale, qui est une anomalie du développement de la glande thyroïde, touchant environ une naissance sur 4 000. Celle-ci est dépistée systématiquement à la naissance depuis 1978 en France.

Nous ne sommes plus au temps du crétinisme, mais plusieurs enquêtes[86] ont montré que, en France, la moitié des femmes était carencée en iode, et ceci est d'autant plus inquiétant que les besoins pendant la grossesse sont augmentés de 30 %.

Mais ce qui nous menace aujourd'hui est d'un autre ordre… L'iode a trois cousins germains qui s'appellent brome, chlore et fluor, et qui se font un malin plaisir de le concurrencer sur son propre terrain, à savoir la thyroïde. Je ne vous apprendrai rien en vous disant que ce genre de hold-up, ça s'appelle de la perturbation endocrinienne !

Le brome se trouve principalement dans les retardateurs de flamme, le chlore dans les pesticides et les plastiques, et le fluor dans le PFC des imperméabilisants et des antiadhésifs. Liste non exhaustive (lire p. 64)…

---

[86] P. Valeix et coll., « Iodine deficiency in France », *The Lancet*, 1999.

Un autre élément chimique est nécessaire à l'iode pour synthétiser les hormones thyroïdiennes, c'est le sélénium. Or, celui-ci est chélaté, donc inactivé, par le mercure ! Comme pour l'arsenic, le suivi de la cohorte Elfe[87], à laquelle j'ai déjà fait référence plusieurs fois, met en évidence une surimprégnation des femmes enceintes françaises par ce métal.

Au-delà des polluants bromés, chlorés, fluorés et du mercure, la liste des substances qui perturbent la fonction thyroïdienne est encore longue, et on pourrait ajouter les phtalates, le triclosan, les filtres UV et les parabènes que nous retrouvons dans les plastifiants, les retardateurs de flamme, les bactéricides utilisés dans des objets d'utilisation courante, les vêtements, les produits d'hygiène, les cosmétiques, l'alimentation, l'air et l'eau. Bon appétit et bon courage !

Venons-en à présent, aux pathologies cérébrales, mentales ou comportementales où l'on a réussi à démontrer un lien avec des perturbateurs endocriniens.

LES TROUBLES DU SPECTRE AUTISTIQUE (TSA)

– Les faits

Ces troubles neuro-développementaux souvent réduits au terme « autisme » – appelés jusque dans les années 2010 « troubles envahissants du développement, ou TED » – sont décrits pour la première fois en 1943 par un psychiatre américain, Léo Kanner, après avoir observé chez ses petits patients des « troubles innés du contact affectif ».

[87] « Imprégnation des femmes enceintes par les polluants de l'environnement en France en 2011 », volet périnatal du programme national de biosurveillance, tome 2 : *Métaux et métalloïdes*, Saint-Maurice : Santé publique France, 2017.

Ce n'est que bien plus tard, en 1981, que Lorna Wing individualise le syndrome d'Asperger, du nom d'un psychiatre autrichien qui, en 1944 (donc quasiment en même temps que Kanner) décrit le cas de jeunes hommes présentant des troubles du contact affectif, mais sans déficit intellectuel ni troubles du langage autres qu'une tendance à monologuer.

Aujourd'hui, un trouble du spectre de l'autisme est suspecté devant deux types de manifestations : des déficits persistants dans la communication et l'interaction sociale, d'une part, et des comportements, des activités et intérêts restreints ou répétitifs, d'autre part. Le TSA touche trois à quatre fois plus les garçons que les filles.

La grande question est, bien sûr, celle de la cause, et les choses ont beaucoup évolué en trente ans. Je me souviens que, dans les années 1980 où je commençais à exercer mon merveilleux métier, l'autisme était considéré comme une maladie psychiatrique pour laquelle, comme d'habitude, la mère avait une grande responsabilité ! Les psychanalystes, dont par ailleurs j'admire le travail, ont, dans ce domaine, de quoi battre leur coulpe ! Combien de jeunes mamans ont indûment souffert (et souffrent encore en 2019) de ce jugement porté de manière implicite et parfois explicite par des médecins, mais aussi l'entourage social et familial ?

Jusqu'à ces dernières années, on penchait vers le tout génétique, mais, à ce jour, la cause précise du TSA n'étant toujours pas élucidée, la seule certitude est qu'il n'y a pas *une* mais *plusieurs* causes, qui probablement interagissent. La Fédération québécoise de l'autisme (FQA) dont je vous recommande le site très clair, propose trois approches : génétique, neurobiologique (témoignant d'un trouble du système nerveux central), et environnementale (infectieuse et/ou toxicologique). Or, l'augmentation phénoménale de la prévalence des TSA ne peut s'expliquer par une modification en quelques années du génome, et, les troubles neurobiologiques restant constants, il ne reste que les changements environnementaux qui ont bouleversé la planète depuis l'après-guerre pour avancer des hypothèses.

Avant de me lancer dans les explications environnementales, je vais développer un peu la question de la stabilité du génome et des facteurs neurobiologiques. En effet, on a découvert que les gènes pouvaient être modifiés superficiellement, de manière épigénétique, le temps d'une génération. Ceci serait lié aux mécanismes de méthylation, induits par des substances exogènes. Une bonne protection vis-à-vis de ce phénomène est la supplémentation en acide folique, nous en reparlerons plus loin.

Concernant les mécanismes neurobiologiques, Barbara Demeneix relate dans son livre[88] les travaux de Yehezkel Ben-Ari sur l'équilibre du chlore intracérébral, l'ocytocine et les TSA.

---

88 B. Demeneix, *Cocktail toxique : comment les perturbateurs endocriniens empoisonnent notre cerveau*, Odile Jacob, 2017.

L'ocytocine est une hormone sécrétée par l'hypophyse qui va induire les contractions du travail pour aboutir à l'accouchement, puis enclencher la lactation. Cette hormone est aussi dite « hormone de l'attachement », car elle joue un rôle dans les interactions précoces entre la mère et le nouveau-né, mais aussi dans le coup de foudre des amoureux.

Ben-Ari montre, chez le rat, que l'ocytocine maternelle active la mobilisation du chlore intra-cérébral, qui, par l'intermédiaire d'un neurotransmetteur, le GABA, agit sur l'organisation ultérieure du cerveau du nouveau-né.

Ce mécanisme pourrait participer au développement d'un TSA. Je vous raconte cela pour vous mettre en garde contre la tentation – et la réalisation dans certains pays, y compris la France – de césariennes de convenance. Les seules raisons acceptables médicalement pour pratiquer une césarienne devraient être obstétricales, fœtales ou maternelles. Mais entre la théorie et la pratique… Le Brésil en est le champion du monde avec 50 % de césariennes avant le travail. S'il n'y a pas de contractions, il y a peu de sécrétion d'ocytocine, donc peu de mobilisation du chlore intra-cérébral, et il s'ensuit un risque de mauvaise « initialisation » du cerveau. Notez bien qu'il s'agit d'expériences sur un rongeur et que j'ai pris la précaution d'écrire « risque », car l'association entre césarienne et TSA, même si elle est suspectée, n'est évidemment pas constante, et n'est pas suffisamment évaluée.

Les TSA sont-ils vraiment un problème de santé publique ? Certainement, et le gouvernement français a lancé, au printemps 2018, un « plan autisme » de plus de 340 millions d'euros sur cinq ans.

Quelques chiffres suffiront à vous convaincre. Petite précaution méthodologique : les chiffres comptent le nombre de personnes atteintes d'un TSA dûment dépisté et diagnostiqué, ce qui se fait plus souvent aujourd'hui qu'autrefois, et fausse – mais pour une petite part seulement – les chiffres de la fréquence réelle de la maladie.

La prévalence en France est d'un enfant sur 150 en 2016. Les États-Unis tiennent des statistiques sur le sujet depuis bien plus longtemps : en 1975, on compte un enfant sur 5 000 atteint d'un TSA ; en 1985, c'est le double, et les derniers chiffres les plus pessimistes sont d'un enfant sur 45, soit environ 2 % de la population ! En trente ans aux États-Unis, on a multiplié la prévalence de l'autisme par 100 ! Une petite lueur d'espoir s'allume, car les chiffres paraissent se stabiliser. À suivre...

Poursuivons maintenant l'enquête à la recherche des indices de l'implication des perturbateurs endocriniens dans cette augmentation du nombre d'enfants atteints par un trouble du spectre autistique.

La science

AU LABORATOIRE

En induisant une hypothyroïdie chez la souris gestante, on est capable de produire des petits souriceaux ayant des comportements de type autistique. Autrement dit, toutes les substances (et elles sont nombreuses) venant interférer avec la fonction thyroïdienne sont susceptibles de favoriser le développement d'un TSA.

DANS LA VRAIE VIE

Du point de vue épidémiologique, nous n'avons pas grand-chose à nous mettre sous la dent, puisque les facteurs de risque d'autisme ne sont pas bien identifiés. De plus, la recherche étant surtout orientée vers la génétique ces dernières années, tout le pan neurobiologique et environnemental est resté un peu en rade.

Seule une enquête de 2015[89] trouve un lien entre césarienne et TSA. Je vous invite à un petit exercice de lecture critique d'article, ce que nous devrions au demeurant toujours faire quand nous voulons, le plus honnêtement et objectivement possible, nous forger une opinion.

Les auteurs font ce qu'on appelle une méta-analyse, c'est-à-dire qu'ils mettent bout à bout plusieurs études sur le même sujet, en l'occurrence l'association possible entre césarienne et TSA. Ils comparent ensuite le nombre d'enfants atteints d'un TSA selon qu'ils sont nés par voie basse ou par césarienne. La population de femmes ayant accouché par césarienne est supposée être, par ailleurs, semblable

89 E.A. Curran et coll., Research review, « Birth by caeserean section and développement of autism spectrum disorder and attention-deficit/hyperactivity disorder: a systematic revis and meta-analysis », *J.Child Psychol. Psychiatry*, 2015.

à celle ayant accouché par voie basse en termes de nombre d'accouchements antérieurs, d'âge, de catégorie socio-professionnelle, etc.

PREMIÈRE REMARQUE : l'appariement avec une population témoin est quelque chose de difficile et souvent imparfait. Pour lisser les différences, il faudrait un nombre de cas très important, ce qui demande de relever les observations sur un temps long. Or, d'une part, plus l'étude est longue, plus elle coûte cher, et, d'autre part, les chercheurs sont souvent pris dans une course à la publication. Pourquoi ? Simplement parce que « pas de publi = pas de crédit ! » et que l'argent est, là aussi, le nerf de la guerre !

DEUXIÈME REMARQUE : l'étude ne distingue pas les césariennes faites en cours de travail, dont les motifs sont multiples (souffrance fœtale, non-dilatation du col...), et les césariennes en dehors du travail, dont les raisons ne sont pas moindres (de convenance, pour un siège, une pathologie maternelle ou fœtale...). On ne peut exclure que l'un ou l'autre de ces motifs de césarienne puisse en lui-même être associé aux TSA, qui sait ? Mais souvenez-vous aussi de la théorie de l'ocytocine de Ben-Ari où seuls les bébés souriceaux qui n'ont pas bénéficié de l'ocytocine des contractions présentent un comportement apparenté aux TSA. Il faudrait donc proposer aux auteurs de reprendre leur copie en n'étudiant que les césariennes avant le travail, donc sans contractions et, partant, moins d'ocytocine. Mais alors l'échantillon ne serait probablement pas suffisant pour tirer des conclusions statistiquement valides.

TROISIÈME REMARQUE : le microbiote vaginal et intestinal de la mère ensemence le nouveau-né au moment de son passage par les voies naturelles lors d'un accouchement par voie basse. Or, on sait actuellement que la flore bactérienne qu'acquiert le bébé à ce moment crucial joue un rôle fondamental dans son développement, y compris cérébral. Il faudrait alors faire une distinction entre les césariennes où la poche des eaux est intacte et celles où elle est rompue, donc avec la possibilité d'ensemencement de la flore digestive du bébé par le microbiote maternel.

Vous comprenez à présent pourquoi tant d'études sont entachées de biais et combien il est important que vous aiguisiez votre esprit critique, afin de ne pas prendre pour argent comptant tout ce que vous lirez ou entendrez, et ce d'autant plus que la nouvelle est sensationnelle et se présente comme LA réponse ou LA solution unique et universelle !

Tant que j'y suis, je vous en rajoute une petite couche, vous n'y voyez pas d'inconvénient, j'espère ?

Une lecture critique pour éviter les pièges

À force de voir comment les médias – et je ne parle pas des réseaux sociaux ! – choisissent l'information et la traitent, je me rends compte que les mauvaises nouvelles font les choux gras des rédactions, car l'audience sera meilleure, et elles se diffusent à la vitesse grand V. Les *fake news* se répandent sept fois plus vite sur Internet qu'un événement heureux ! Donc, prudence…

Un autre piège est l'usage du syllogisme dont la conclusion sera complètement farfelue. Et, sans un minimum de discernement, on tombe dans le piège !

En voici un exemple.

PREMIÈRE PROPOSITION : le nombre de cancers du sein au Bhoutan est très faible, mais il est très élevé en Belgique.
VRAI !

DEUXIÈME PROPOSITION : les pylônes électriques sont très peu nombreux au Bhoutan et le sont bien plus en Belgique.
VRAI !

CONCLUSION : les pylônes électriques augmentent le risque de cancer du sein.
FAUX !

Évidemment, cet exemple est une caricature, mais il y a parfois des conclusions fausses beaucoup plus subtiles et difficiles à détecter dans certains articles apparemment très sérieux. Si les hypothèses de départ tiennent la route, il n'en est pas toujours de même pour la conclusion. C'est souvent dans ce contexte que naissent controverses et polémiques.

Dans le domaine particulier du risque sanitaire, la comparaison entre l'étude scientifique de référence et ce qui en est relayé dans les médias montre qu'il y a souvent confusion entre une « association » possible entre un produit et son risque pour la santé et la « preuve » que celui-ci est effectivement dangereux.

Mettre en lumière des associations est essentiel pour orienter la recherche, informer les politiques et donner des recommandations, mais, à prendre chaque alerte à la lettre, sans esprit critique ni bon sens, on finit par arrêter de respirer, de boire, de manger, de se loger, de se vêtir, de se soigner et… de faire des enfants !

Revenons à nos moutons, avec une autre pathologie en pleine expansion, les troubles du déficit de l'attention avec ou sans hyperactivité ou TDAH.

LES TROUBLES DU DÉFICIT DE L'ATTENTION AVEC OU SANS HYPERACTIVITÉ (TDAH)

Les faits

Contrairement à ce qu'imagine le profane, il ne s'agit pas simplement d'enfants qui ne tiennent pas en place et sont incapables de se concentrer ni même de ceux qu'on traite souvent un peu vite « d'hyperactifs ». Les garçons sont deux à trois fois plus touchés que les filles, et le diagnostic est souvent posé au moment de la scolarisation. Pour un diagnostic de certitude, il faut remplir un certain nombre de critères définis par le DSM-5[90], la bible américaine des « désordres mentaux ».

Alors qu'il n'existe aucun médicament spécifique des TSA – les troubles du spectre autistique –, il en existe un, indiqué dans les TDAH, la Ritaline®. Cependant, ce médicament est loin d'être anodin, et la tentation pourrait être (et a parfois été)

[90] Diagnostic and Statistical Manual of Mental Disorders (version française disponible aux éditions Elsevier). À noter : cette classification est contestée par une partie de la communauté psychiatrique française.

de traiter un peu trop facilement un enfant très agité mais ne remplissant pas absolument tous les critères pour être diagnostiqué comme souffrant d'un TDAH. Donc, prudence !

Comme pour les TSA, on ne connaît ni les causes ni les mécanismes de ce trouble du développement neuro-comportemental, et on ne peut que suspecter des facteurs génétiques et environnementaux. L'évolution de la fréquence de ce trouble est parallèle à celle des TSA, mais il faut aussi moduler les chiffres par l'effet du dépistage, cette pathologie étant mieux connue des médecins et des familles.

La première enquête[91] française pour dénombrer le nombre d'enfants atteints date de 2010 et montre que les TDAH touchent entre 3,5 % et 5,6 % des enfants de la tranche d'âge de 6 ans à 12 ans. Aux États-Unis en 2016, on évalue la prévalence du TDAH à 11 % chez les enfants âgés de 4 ans à 17 ans. Elle est en augmentation régulière avec une croissance moyenne de 5 % par an de 2003 à 2011.

— La science

Voilà une belle étude[92] populationnelle récente, faite en France par l'équipe de Claire Philippat et parue dans *Environmental Health Perspectives*, où vous trouverez des articles complets en accès libre et gratuit. Je ne résiste pas au plaisir de vous raconter ce travail en détail.

91 M. Lecendreux et coll., « Prevalence of attention deficit hyperactivity disorder and associated features among children in France », *Journal of Attention Disorders*, 2010.
92 C. Philippat et coll., « Prenatal Exposure to Nonpersistent Endocrine Disruptors and Behavior in Boys at 3 and 5 Years », *Environmental Health Perspectives*, septembre 2017.

Depuis 2006, une enquête prospective suit 2002 femmes et leurs nouveau-nés. Les mères sont recrutées dans deux régions françaises, l'une dans l'Ouest autour de Poitiers, l'autre dans l'Est autour de Nancy. La cohorte s'appelle EDEN pour « étude des déterminants pré et post natals du développement et de la santé des enfants ». L'objectif de cette grande enquête est d'évaluer l'impact des facteurs environnementaux sur la santé des enfants.

L'article qui nous intéresse est paru fin 2017. Les chercheurs y quantifient le taux urinaire pendant la grossesse de 11 phtalates et 9 phénols, dont 4 parabènes, le bisphénol A et le triclosan, puis font un point sur la santé psychique des enfants à 3 ans et 5 ans. Sachant que les TDAH touchent davantage les garçons, les auteurs font le choix de ne pas inclure les filles dans l'étude. Tout le travail consiste ensuite à chercher et à démontrer statistiquement un lien incontestable du point de vue scientifique entre le développement psychocomportemental des petits garçons et les taux de perturbateurs endocriniens dans les urines de leur maman pendant la grossesse.

Le résultat est édifiant ! La corrélation est bien démontrée entre les taux de bisphénol, de deux phtalates et du triclosan chez les mères et les troubles relationnels, anxieux, émotionnels et les fameux TDAH des enfants issus de ces grossesses.

– La dyslexie

Vous vous doutez bien que, pour ce trouble de l'apprentissage du langage écrit, nous n'avons pas de modèle animal. Comme pour les TSA et les TDAH, les causes sont inconnues, et l'on ne possède que des hypothèses, qu'elles soient neurobiologiques (certaines parties du cerveau sont moins actives en IRM) ou génétiques.

Les enfants nés de mères carencées en hormone thyroïdienne ou en iode présentent plus de difficultés de lecture. Et on en revient toujours à l'implication des molécules qui perturbent le fonctionnement thyroïdien !

– Le quotient intellectuel baisse-t-il ?

Le dernier point de ce chapitre autour du cerveau est la question de l'éventuelle baisse du quotient intellectuel (QI) par l'exposition aux perturbateurs endocriniens.

Alors, le quotient intellectuel baisse-t-il ? C'est ce que soutient, études à l'appui, Barbara Demeneix[93], et qui a fait l'objet d'un documentaire retentissant sur Arte le 11 novembre 2017 intitulé *Demain, tous crétins ?*

Il est incontestable que l'hormone thyroïdienne est centrale pour le développement du cerveau du fœtus, mais aussi d'un point de vue phylogénétique, c'est-à-dire de l'évolution des espèces. Sans hormone thyroïdienne, nous ne serions pas parvenus à une telle différenciation et spécialisation du cerveau humain. Les substances exogènes entrant en concurrence avec l'hormone thyroïdienne étant omniprésentes, personne sur la planète (ou presque…) n'y échappe.

---

[93] B. Demeneix, *Cocktail toxique : comment les perturbateurs endocriniens empoisonnent notre cerveau*, Odile Jacob, 2017.

L'étude[94] qui me semble la plus probante est celle faite sur les conscrits finlandais, avec le même test de QI, en 1988, 2001 et 2009. On peut supposer que les populations sont comparables, et l'intervalle de temps de vingt ans me semble acceptable, bien qu'il faille tenir compte de l'évolution de la société dans cet intervalle. En tout cas, le verdict est sans appel, le score au test de QI a baissé de deux points.

Le test de QI prête vraiment à discussion, car il n'est ni universel – les aborigènes d'Australie ne peuvent être évalués comme les *hipsters* de Berlin – ni éternel, le cerveau s'adaptant aux nouvelles conditions de la connaissance. Nos petits-enfants ont bien plus développé leur intelligence 2.0 que nous, mais n'ont pas nécessairement acquis les mêmes capacités de concentration et de mémorisation dont nous avons dû faire preuve sur les bancs de l'école à leur âge !

Par ailleurs, le test de QI présuppose que la mesure des compétences choisies pour le construire est bien le reflet de l'intelligence. Mais de quelle intelligence parlons-nous ? Nous sommes-là face à une grande question philosophique et éthique.

Je préfère, pour ma part, la théorie des intelligences multiples d'Howard Gardner, psychologue du développement, qui décrit huit types d'intelligence dont vous ne retrouverez que les deux premières dans les tests de QI classiques.

---

[94] E. Dutton, R. Lynn, « A negative Flynn effect in Finland, 1997 – 2009 », *Intelligence*, 2013.

Je trouve, en effet, qu'il y a plus d'humanité à évaluer un individu à partir des catégories d'Howard Gardner :

- **l'intelligence linguistique, pour comprendre et s'exprimer ;**
- **l'intelligence logico-mathématique, pour résoudre des problèmes par l'analyse, le calcul, la logique ;**
- **l'intelligence musicale, pour interpréter ou composer ;**
- **l'intelligence visuelle spaciale, pour s'orienter et mémoriser des lieux, mais aussi pour une création artistique dans l'espace ;**
- **l'intelligence kinesthésique, pour se servir avantageusement de son corps dans le sport et dans la vie quotidienne ;**
- **l'intelligence naturaliste, pour tous ceux qui sont en harmonie avec la nature, savent l'observer et la comprennent ;**
- **l'intelligence interpersonnelle, pour développer ses relations sociales et interagir avec les autres ;**
- **l'intelligence intrapersonnelle, pour se comprendre soi-même et, du coup, être mieux intégré dans le monde.**

Pour conclure, l'essentiel dans la vie, est-ce d'avoir un bon QI ou simplement d'être heureux et capable de s'adapter à son milieu ?

LES MALADIES NEURODÉGÉNÉRATIVES

De nombreuses études suggèrent que les métaux, en particulier le mercure et l'aluminium, sont des cofacteurs de risque de la maladie de Parkinson ou de la maladie d'Alzheimer.

Un article[95], paru le 10 avril 2018 dans le *Bulletin épidémiologique hebdomadaire* de Santé publique France, suspecte, avec une forte probabilité, un lien entre les pesticides et la maladie de Parkinson. En effet, l'incidence de cette maladie est plus importante chez les agriculteurs, proportionnellement à la surface cultivée, et ce d'autant plus que la part consacrée à la viticulture est importante. Évidemment, le même constat est fait pour les riverains… Si la prise de conscience ne date pas d'hier, les mesures, bien que modestes, sont toutes récentes. En effet, c'est dans son arrêté du 29 décembre 2019 que l'État vient d'instaurer des limites pour l'épandage des pesticides :

- **pour les substances les plus préoccupantes : 20 mètres incompressibles ;**
- **pour les autres produits : 10 mètres pour l'arboriculture, la viticulture, les arbres et arbustes, la forêt, les petits fruits et les cultures ornementales de plus de 50 centimètres de hauteur, les bananiers et le houblon ; 5 mètres pour les autres cultures.**

95 S. Kab et coll., « Incidence de la maladie de Parkinson chez les agriculteurs et en population générale en fonction des caractéristiques agricoles des cantons français », *BEH*, avril 2018.

Étudier ces pathologies touchant le système nerveux nous mènerait vraiment trop loin de notre sujet, mais, pour ceux que cela intéresse, je vous engage à lire *Menace sur nos neurones*[96].

Ouf ! Je suis enfin au bout de cette partie médicale qui, au départ, me semblait plus facile. Ai-je été exhaustive ? Pas loin ! J'ai surtout essayé d'être honnête, de toujours rechercher les études les plus sérieuses et de vous les relater fidèlement.

Je me sens maintenant d'attaque pour la toute dernière partie de cet ouvrage, afin de vous donner les meilleurs conseils, astuces et trucs pour minimiser les risques. Ne rêvons pas, les éviter complètement est, pour des siècles, encore illusoire !

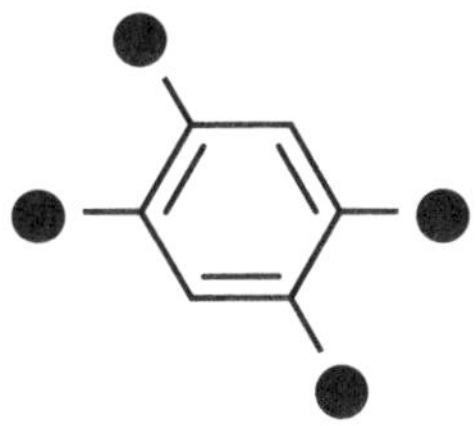

96 M. Grosman & R. Lenglet, *Menace sur nos neurones, Alzheimer, Parkinson… et ceux qui en profitent*, Actes Sud, 2011.

LES FEMMES ET LES ENFANTS D'ABORD !

Finalement, revoilà notre objectif de départ, à savoir sauver les femmes et les enfants d'abord !

Pourquoi est-ce si important de protéger d'abord les femmes enceintes, celles qui allaitent et les enfants de moins de trente mois ? Le mode d'action des perturbateurs endocriniens est triple : l'accumulation dans un tissu vivant, le stockage, puis le relargage dans l'organisme, pour finalement interagir à dose infime avec le système hormonal d'un petit d'Homme dès avant sa naissance et pendant ses premières années.

C'est cette interférence précoce qu'il faut éviter, surtout pendant la grossesse et le développement du petit enfant. Les conséquences sur la fertilité des hommes et des femmes, les organes génitaux (surtout des petits garçons), les ovaires des jeunes femmes, l'âge de la puberté, le développement du cerveau n'ont désormais plus de secret pour vous.

Il me reste à vous donner les conseils pour minimiser les risques avant et pendant la grossesse, et les premières années du bébé.

LA GROSSESSE ET L'ALLAITEMENT

D'UN POINT DE VUE MÉDICAL

Une grossesse, si possible, ça se prépare ! Il est officiellement recommandé de supplémenter en acide folique toute femme qui désire une grossesse.

La prise sera quotidienne, à raison de 0,4 mg, de la dernière plaquette de pilule – si vous étiez sous contraceptif oral, bien entendu – jusqu'à la fin du deuxième mois de grossesse. Cela permet de diminuer le risque d'un certain nombre de malformations du système nerveux, car l'acide folique protège l'ADN de processus de méthylation induits par certains perturbateurs, tels que le mercure, par exemple.

L'iode et le sélénium sont deux oligoéléments intéressants dans la période périconceptionnelle : l'iode pour le développement du cerveau fœtal *via* la thyroïde, et le sélénium pour son effet de compétition avec des métaux lourds, comme le mercure.

Bien que cela ne soit pas encore la règle, il serait bon d'apporter un supplément d'iode, surtout pour les populations loin de la mer et celles qui consomment peu de poisson. La première chose à faire est donc de vérifier que votre sel de cuisine est bien du sel iodé. Contrairement à l'acide folique, il n'y a pas de comprimés d'iode ou de sélénium à une dose standardisée pour la période préconceptionnelle et qui soit bon marché.

Pour ma part, je propose à mes patientes de prendre, dès le désir de grossesse, un complément nutritionnel dédié aux femmes enceintes, que l'on propose habituellement une fois la grossesse en route. Ces complexes vitaminiques contiennent les fameux 0,4 mg d'acide folique, la quantité d'iode nécessaire au bon fonctionnement de la thyroïde, et parfois même du sélénium.

Comme une grossesse peut mettre un an à se mettre en route et que je ne veux pas vous ruiner, je vous propose d'acheter ces produits sous leur conditionnement pour trois mois. Vous les trouverez au prix moyen de 20 euros à 25 euros pour un trimestre. Vous n'avez pas besoin d'ordonnance, mais prenez la précaution de vérifier que s'y trouvent bien les 0,4 mg d'acide folique et de l'iode. Encore plus simple : demandez au pharmacien de le faire pour vous, il sera heureux de vous conseiller !

DANS LA VIE DE TOUS LES JOURS

Vous allez d'abord essayer de mettre en pratique le maximum des conseils que je vous ai délivrés tout au long des chapitres de cet ouvrage. Le danger serait d'en faire une obsession et de ne plus oser croiser du regard une pomme, un tee-shirt ou un ustensile de cuisine sans vous précipiter dans un abri antiatomique. Alors, concentrez-vous déjà sur les conseils les plus importants, surtout les trois premiers mois (lire aussi p. 169 et suivantes) :

- **amorcez ou confirmez votre reconversion bio pour l'alimentation, les cosmétiques, les produits d'entretien ;**
- **bannissez le vernis à ongles, réduisez le maquillage au strict minimum ;**
- **évitez les produits parfumés et volatils en tout genre ;**
- **pour la prévention des vergetures (mais sans garantie !), tournez-vous vers l'huile d'amande douce bio ou un produit bio ;**
- **déléguez ou différez le grand nettoyage et le bricolage ;**
- **devenez la championne de l'aération de votre logement au quotidien, et encore plus après des travaux.**

Tout ceci reste valable pour l'allaitement, car bon nombre de toxiques étant liposolubles, on les retrouvera immanquablement dans le lait.

LE BÉBÉ

Le voilà tout beau, tout neuf, prêt à être déposé dans son berceau, son landau, son siège-auto, son baby relax, le coussin d'allaitement, la baignoire en plastique.

C'est là son environnement le plus proche avec sa grenouillère, sa literie et ses doudous ! Au secours, car, si vous vous souvenez de tout ce que je vous ai écrit auparavant, vous n'aurez qu'une envie : laisser le petit ange flotter tout nu sur un coussin d'air ! Alors, que faire ?

Le minimum est de laver au préalable tous les vêtements, textiles et doudous et d'acheter le plus tôt possible tous les accessoires de puériculture, afin qu'ils puissent s'aérer le temps que votre bébé pointe son nez ! Rien ne vous empêche de jouer les Sherlock Holmes pour débusquer les retardateurs de flamme bromés, les phtalates et autres polycarbonates, et dénicher les labels écologiques. Pour vous aider dans cette tâche titanesque, n'oubliez pas les très bons sites comme celui de l'association WECF[97]. Le bisphénol a fort heureusement disparu des biberons, mais il existe bien d'autres contenants alimentaires. Pas de souci à se faire avec le verre et l'inox.

Enfin, pour la toilette du bébé, vous n'avez pas besoin de 36 000 produits, même bio ! Un bébé, ça sent naturellement bon, inutile d'en rajouter avec des produits parfumés. Pour ses petites fesses, un simple pain de savon naturel et zou, sous le robinet pour un nettoyage à la main. Ensuite, de l'air, de l'air, et un changement fréquent des couches.

97 Women in Europe for a Common Future, www.wecf.eu

Si vraiment cela vous démange de lui tartiner le popotin, rien de tel que le liniment oléo-calcaire. C'est un mélange d'huile d'olive et d'eau de chaux, ça coûte trois sous, c'est sain et très tendance. Pour les perfectionnistes, vous pouvez même le fabriquer vous-même !

Ma dernière fille ayant largement dépassé l'âge des couches, je vous renvoie, pour les détails de puériculture, à l'excellent guide de mon ami pédiatre le Dr Arnault Pfersdorff[98].

Un dernier sujet, tout de même, celui du dilemme entre les couches jetables et celles en tissu. Ce choix a plusieurs enjeux : sanitaire, écologique, mais aussi sociétal quant au temps que les femmes veulent, peuvent, ou doivent consacrer à « l'élevage » – je suis sciemment provocatrice – des enfants.

Commençons par le plus simple, la santé de bébé. Il est vrai que le contact humide et chaud avec la peau (je ne vous fais pas de dessin !) est idéal pour le passage des toxiques en tout genre. Les couches en tissu, à condition qu'elles soient lavées avec une lessive bio sans blanchissant ni désinfectant, c'est évidemment mieux, plus économique et plus écologique.

---

98 A. Pfersdorff, *Bébé : premier mode d'emploi*, Hachette Pratique, 2017.

Pour la planète, il faudrait regarder de près le mode de fabrication des couches jetables et les déchets qu'elles génèrent pour les comparer à la consommation d'eau et les produits de lavage des couches réutilisables, surtout celles des sociétés qui proposent le ramassage des couches sales et leur remplacement par un lot propre. *A priori*, la balance penche plutôt du côté des couches lavables, mais ce n'est pas une évidence pour autant. Les couches jetables écologiques peuvent représenter un bon compromis, mais au prix de quelques euros supplémentaires.

Le magazine *60 millions de consommateurs*[99] a comparé 12 références de couches. Préparez-vous… Les couches qui, contrairement à ce qu'on imagine, ne sont pas en coton mais en cellulose issue du bois et matières plastiques de tout genre (polypropylène, polyacrylate, polyester…) contiennent aussi des pesticides, des hydrocarbures aromatiques polycycliques, des composés organiques volatils et un zeste de dioxine… Miam ! Les doses de ce petit cocktail pas ragoûtant sont en deçà des seuils de la réglementation – faut bien se donner bonne conscience – mais souvenez-vous justement de l'effet cocktail et de la démonstration scientifique que ce n'est pas la dose qui fait le poison, mais le moment ! Deux marques s'en tirent bien : Mots d'enfants de Leclerc et Love & Green.

99 *60 millions de consommateurs*, n°523, février 2017.

Et pour la condition de la femme ? C'est là que le bât blesse. On ne peut nier que la couche jetable, c'est un confort et une économie de temps. Cela mérite donc une vraie réflexion quant à la charge de travail et sa répartition dans le couple, et, plus globalement, quant à la liberté des femmes et leur perspective d'évolution tant personnelle que professionnelle, tout en satisfaisant leur désir de maternité. Prenons garde que, insidieusement, on ne nous renvoie au statut de mère exclusivement dévouée à sa maisonnée, comme au siècle dernier. Qui se poserait la question du temps pris sur l'activité professionnelle ou les loisirs du père de famille si, dorénavant, on lavait les couches à la maison ?

Mais c'est encore un autre et non moins passionnant débat…

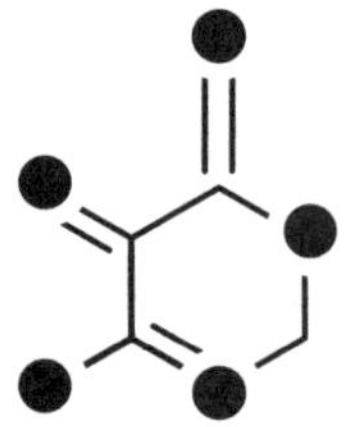

ET MAINTENANT, QUE VAIS-JE FAIRE ?

Tout d'abord, ne pas paniquer ! Oui, tout n'est pas rose, mais la plupart des bébés sont bien portants. Oui, il y a un problème, mais il existe aussi des solutions. Oui, il est grand temps de se relever les manches et d'agir !

Il est difficile de trouver la bonne attitude entre les écolo-sceptiques qui refusent de voir qu'il y a un problème, et les alarmistes qui nous promettent la fin du monde pour après-demain. Cela dit, si nous ne prenons pas rapidement des mesures, cela nous promet des lendemains qui déchantent…

Malgré la lenteur et la lourdeur des procédures européennes en matière de sécurité sanitaire et d'écologie, et en dépit de l'intense lobbying des firmes pharmaceutiques, de l'industrie agroalimentaire et pétrochimique, il n'en demeure pas moins que c'est par les instances européennes – et parfois internationales, mais c'est plus difficile – que la régulation des produits chimiques se fait déjà, et doit se poursuivre. L'Europe reste une chance, et nous lui devons déjà certaines avancées, même si elles sont, à ce jour, tout à fait insuffisantes.

J'en citerai quelques-unes récentes.

OCTOBRE 2017 : le Parlement européen limite la prorogation de l'autorisation du glyphosate à cinq ans, alors que la Commission en demandait dix de plus. Ce n'est pas satisfaisant, j'en conviens ; mais c'est mieux que d'en reprendre pour quinze ans, et ça nous encourage à ne surtout rien lâcher. Rendez-vous en 2022 !

DÉCEMBRE 2018 : interdiction des produits plastiques à usage unique, comme les couverts ou les pailles (le lobbyiste de service avait dû se casser la jambe ce jour-là !) et adoption du principe du pollueur-payeur dans la réglementation européenne.

13 FÉVRIER 2019 : interdiction de la pêche électrique au 1er juillet 2021. Voilà, une vraie victoire qui redonne espoir !

Bien sûr, les pays peuvent – et doivent – interdire certains usages sur leur territoire (comme la France pour le bisphénol A dans tous les contenants alimentaires), mais les polluants se moquant des frontières, des dispositions transnationales sont indispensables. Les associations de défense de l'environnement se battent bec et ongles, jour et nuit, auprès de la Commission européenne pour faire avancer les dossiers. Et parfois… ça marche ! Et souvent… ça rate ! Et tantôt… ça passe au deuxième, troisième ou dixième coup !

Il faut non seulement rendre hommage, mais aussi soutenir ces associations qui, en plus de leur action de lobbying, mettent toute leur énergie pour préserver notre planète pour les générations à venir et viennent nous aider au quotidien en diffusant de l'information sur les perturbateurs endocriniens et le moyen de s'en protéger.

Voici trois associations françaises auprès desquelles vous trouverez de nombreuses informations pratiques : Générations futures – actif et militant –, Réseau environnement santé ou RES – à l'origine de l'interdiction du bisphénol A dans les biberons et du perchloréthylène pour le nettoyage à sec –, et mon chouchou, l'Association santé environnement France, ou ASEF, dont le site est vraiment super et fourmille de conseils. Pour votre culture générale et élargir votre horizon, faites aussi un tour sur le site du WWF France, il est superbe !

Vous vous sentez tout petit pour faire changer les choses à l'échelle de la France, de l'Europe ou du monde ? Détrompez-vous, vous avez une arme redoutable... Votre carte d'électeur !

Je ne donnerai évidemment pas de consigne de vote, mais n'oubliez pas, aux prochaines échéances électorales, d'éplucher les propositions des candidats en matière d'écologie, d'interpeller vos élus locaux, et surtout d'aller voter.

Et puis changez vos habitudes ! Souvenez-vous de la parabole du colibri qui, face à l'incendie de la forêt, apporte un peu d'eau dans son bec pour l'éteindre et répond à ceux qui trouvent son action ridicule et inutile : « Je fais ma part. »

En effet, même si cela vous semble une goutte d'eau dans un océan, si vous êtes des millions à modifier même de façon minime vos habitudes de consommation, alors l'offre suivra. J'en veux pour illustration la constatation, en arrivant cet été à Pléneuf-Val-André, en Bretagne, où nous passons nos vacances, de l'augmentation, depuis l'an passé, du nombre de produits biologiques proposés dans les rayons du supermarché. Les industriels, en particulier dans l'agroalimentaire et la grande distribution, ne sont pas idiots ; leur objectif est de vendre, et s'il faut se mettre au bio pour satisfaire la demande, ils le feront. Encore faut-il qu'ils n'asphyxient pas les petits producteurs, mais, ça, c'est aussi une autre histoire.

En hommage à Annelise Lobstein, une grande dame de la faculté de pharmacie de Strasbourg qui vient de nous quitter et travaillait sur les plantes, je livre à votre méditation sa devise, reprenant une maxime africaine :

« Tout seul, on va plus vite.
Ensemble, on va plus loin. »

Après ces bonnes paroles, retour à la dure réalité du quotidien, pour nous attaquer à la question : que faire à titre individuel pour minimiser les risques d'exposition aux perturbateurs endocriniens ? Ces conseils s'adressent à tous, bien sûr, mais j'encourage particulièrement les femmes enceintes et les parents d'enfants en bas âge à les suivre le mieux possible. Pour vous aider, je vous propose une petite promenade dans votre maison, au travail et à l'extérieur !

DANS MES MURS

Sous nos climats, on passe plus des trois quarts de son temps à l'intérieur, alors, dur-dur, du sol au plafond, d'éviter les produits chimiques, les particules physiques et les micro-organismes comme certaines moisissures.

Depuis le 1er janvier 2010, les fabricants sont soumis à une directive européenne imposant des seuils de COV (composants organiques volatils) dans les peintures, vernis, lasures, enduits et revêtements. Il en est fait obligatoirement mention sur le produit.

Les intérieurs sont très pollués par les formaldéhydes, qui ne sont pas des perturbateurs endocriniens, mais des cancérogènes probables, voilà pourquoi je n'en ai pas parlé jusqu'à présent. On les trouve dans les colles des meubles ou des plaques de bois aggloméré. Il existe des peintures dites dépolluantes qui se targuent de capter jusqu'à 80 % des formaldéhydes de l'air ambiant. Mais elles ne sont pas vierges de produits suspects, et leur efficacité n'est pas prouvée.

Alors, que choisir ? Des meubles et des structures en bois brut – donc sans colles –, des peintures biologiques pour les murs, des cires ou des huiles bio pour les parquets et les boiseries.

Pour vos revêtements de sol, choisissez du linoléum plutôt que du PVC, du carrelage plutôt que de la moquette et dénichez une colle à teneur en COV réduite.

Aménager son intérieur sans aucun toxique, c'est presque mission impossible, alors, il ne reste plus qu'à devenir obsessionnel de l'aération, au minimum dix minutes par jour, quelle que soit la température extérieure ! Mais, comme rien n'est simple dans ce bas monde, il faudra rester fenêtres fermées en cas de pic de pollution. Damned !

Bannissez à tout jamais les désodorisants d'atmosphère, les bougies parfumées et autres diffuseurs de parfum, sauf les huiles essentielles biologiques si vraiment cela vous fait plaisir, mais pas à tout bout de champ.

Que penser des purificateurs et assainisseurs d'air intérieur ? Le 29 septembre 2017, un rapport de l'ANSES[100], qui s'est autosaisie du sujet, montre qu'il n'y a, pour l'instant, pas de preuve scientifique suffisante de l'efficacité et de l'innocuité des dispositifs actuellement sur le marché, quelle que soit la technique utilisée (filtrage, ionisation, catalyse…).

Le mieux – l'idéal, c'est pour le futur – est donc de réduire les polluants à la source et de ven-ti-ler !

DANS MA CUISINE

DANS MON ASSIETTE

La source principale d'exposition aux polluants est l'alimentation : pesticides, engrais, conservateurs, colorants, bactéricides, contamination par les contenants, il y en a pour tous les goûts.

– Mangez et cuisinez bio !

À cette injonction, on entend toujours des voix s'élever avec un « oui, mais… ».

[100] Saisine n° « 2012-SA-0236 » de l'Agence nationale de sécurité sanitaire de l'alimentation, de l'environnement et du travail relatif à « l'identification et l'analyse des différentes techniques d'épuration de l'air intérieur émergentes ».

« OUI, MAIS C'EST CHER ! »

Et voilà une suggestion de réponses et de menus :

1. Un plat de légumes bio reviendra toujours moins cher qu'un plat cuisiné. Ces derniers sont à éviter, non seulement pour leur teneur en adjuvants peu recommandables, mais aussi pour leur mauvaise qualité nutritionnelle, car trop salés et bourrés de graisses de mauvaise qualité. Pour la qualité nutritionnelle et la présence d'adjuvants, j'ai testé pour vous l'application YUKA qui vous fera gagner du temps et vous aidera à choisir en connaissance de cause. À ne pas suivre sans réfléchir pour autant ! Par exemple, le beurre sera toujours classé dans « mauvais, trop gras », c'est sûr ! Mais, entre un beurre bio riche en bonnes graisses oméga 3 de vaches ayant brouté l'herbe verte de notre douce France et du beurre importé de Chine de pauvres bêtes en batterie nourries d'ensilage, voire pire, traitées à outrance par des antibiotiques et des anabolisants, la comparaison ne s'arrête pas au taux de lipides !

2. La viande bio est effectivement onéreuse, mais, pour votre santé et pour la planète, il est recommandé d'en limiter sa consommation. En effet, la production d'un kilo de bœuf nécessite 7 kg à 16 kg de céréales ou de produits végétaux et 15000 litres d'eau. Mangez-en trois fois moins, mais de meilleure qualité !

3. Retrouvez le goût pour les légumineuses, elles vous apportent des protéines non animales, et, si vous savez les diversifier, vous n'aurez pas de carences en acides aminés. En voici un exemple : les lentilles corail contiennent tous les acides aminés nécessaires sauf un, la méthionine, que vous trouverez dans le quinoa. Il ne vous reste plus qu'à mitonner un plat lentilles-quinoa, c'est délicieux ! Et, pour le prix, aucune excuse : 500 g de lentilles vertes du Puy bio nourrissent une tablée de 6 pour 2 euros !

4. Choisissez des aliments bio bruts, moins chers que ceux qui sont transformés, comme les petits gâteaux, les soupes toutes faites, les plats cuisinés même bio, etc.

5. Adoptez l'attitude zéro déchet en vous munissant de petits sacs en coton bio pour faire vos courses en vrac : moins cher, sans contact avec des contenants suspects (encres, plastique…) et super écolos !

6. Mangez moins, c'est bon pour la ligne, la prévention du diabète, de l'hypertension et du cancer.

7. Un repas au restaurant, ça vous coûte bien plus que votre tour au marché bio !

« OUI, MAIS DANS LE BIO, IL Y A AUSSI DES RÉSIDUS DE PESTICIDES »

C'est juste, car l'eau, l'air et les sols sont contaminés durablement. Dans les aliments bio, il y a *aussi* des perturbateurs endocriniens ; dans les aliments non bio, il y en a *toujours* !

« OUI, MAIS LE BIO, CE N'EST PAS TOUJOURS À MON GOÛT »

Il ne s'agit pas de devenir un intégriste du bio, et j'avoue que de voir la tête de certains clients de magasin bio, tristes comme un jour sans pain (bio, bien sûr !), occupés à éplucher les étiquettes, inspecter chaque fruit, terrorisés à l'idée du moindre faux-pas écolo-diététique, j'en ai vraiment de la peine pour eux.

Il faut vivre, diantre ! Et si, comme moi, vous craquez cet été pour une glace à trois boules (pas bio du tout) chez Ty Papo au Val-André, bravo, vous avez su garder du bon sens et profiter de la vie ! La convivialité et le plaisir font partie des recommandations médicales pour garder une bonne santé physique et psychique, alors, ne vous privez pas.

« OUI, MAIS POUR LE POISSON, ON FAIT COMMENT ? »

Voilà une question très intéressante.

Il y a deux sources de contamination des poissons : le méthylmercure et les POP, avec les pesticides, dont le DDT et les PCB qui, tous deux, bien qu'interdits depuis bientôt cinquante ans, se sont accumulés dans tous les milieux et en particulier dans la banquise, contaminant sérieusement les poissons par sa fonte.

Les gros poissons gras, dits de fin de chaîne – parce qu'ils ont mangé plein de petits poissons –, sont effectivement très chargés en mercure et en POP qu'ils concentrent dans leur graisse. Mais, par ailleurs, ces poissons sont source d'iode – essentiel pour la thyroïde et le cerveau – et d'oméga 3, des graisses d'excellente qualité, fort utiles au système nerveux, à la rétine et aux artères.

Parmi les poissons à consommer avec modération mais qu'on trouve souvent au menu, il y a surtout le thon en boîte et le saumon, fumé ou frais.

Pour remplacer le thon en miettes, écrasez des filets de maquereau, effet garanti. La truite fumée, surtout bio, vaut largement un saumon fumé pollué et parfois un saumon bio. Figurez-vous que le saumon d'élevage bio peut être plus chargé en polluants que le saumon non bio de qualité, mais moins que le saumon sauvage. En effet, il n'est pas nourri avec les farines comme ses congénères non bio ni ne se gave exclusivement de petits poissons des mers polluées comme son collègue de pleine mer, mais les producteurs lui mettent au menu des petits poissons et des crustacés, c'est plus naturel… et plus chargé en mercure et pesticides qui s'accumuleront dans sa graisse.

Des recommandations pour la population ont été éditées en France fin 2017 par l'ANSES que vous trouverez en détail sur le site officiel de l'agence.

ÉVITER	**OCCASIONNELLEMENT**	**MODÉRÉMENT**	**RÉGULIÈREMENT**	**SOUVENT**
REQUIN MARLIN ESPADON LAMPROIE	BROCHET THON ANGUILLE	SAUMON FLÉTAN BAR DORADE LOTTE	COLIN MERLAN SOLE CABILLAUD	SARDINE TRUITE HARENG MAQUEREAU ANCHOIS

En pratique, pour la population générale, il est recommandé de limiter la consommation à deux portions de poisson par semaine, en associant un poisson gras riche en oméga 3 et un poisson maigre.

Pour les femmes enceintes et les enfants de moins de trente mois :

- **ne pas consommer de poisson plus de deux fois par semaine ;**
- **éviter, à titre de précaution, de consommer les poissons les plus contaminés (au sommet de la pyramide : requins, lamproies, espadons, marlins) ;**
- **limiter la consommation de poissons susceptibles d'être fortement contaminés (les deux étages en dessous de celui des requins et cie) à 150 g par semaine pour les femmes enceintes et allaitantes et à 60 g par semaine pour les enfants en bas âge.**

- **limiter au maximum le thon, l'anguille et le brochet ;**
- **consommer avec modération le saumon, le flétan, la lotte, le bar et la daurade ;**
- **privilégier les poissons blancs peu gras – mais moins riches en oméga 3, dommage ! – comme le colin, le merlan, la sole et le cabillaud ;**
- **consommer sans modération des sardines, des anchois, du hareng, du maquereau et de la truite.**

Ces derniers ont tout bon : l'iode, les oméga 3, et pas trop de mercure ni de POP.

« OUI, MAIS POUR L'EAU, ON FAIT COMMENT ? »

Voilà encore une bonne question dont la réponse n'est pas univoque.

Commencez par vous renseigner sur la qualité de l'eau qui s'écoule de votre robinet. Une telle analyse vous est théoriquement régulièrement fournie par le syndicat des eaux de votre département. Elle sera toujours d'une bonne qualité bactériologique, pas de souci. Cependant, pour les substances chimiques, il y a une grande variabilité.

Mais, l'eau en bouteille, ce n'est pas la panacée non plus ! Certes, les bouteilles ne contiennent plus de bisphénol A ou de PVC, mais le PET (polytéréphtalate d'éthylène) qui les remplace est loin d'avoir fait la preuve de son innocuité.

L'ASEF[101] met en garde contre la présence d'antimoine, métal lourd classé cancérogène par le CIRC et possible perturbateur endocrinien de type œstrogénique, par transmutation du plastique PET de la bouteille vers l'eau minérale. Ainsi, une eau minérale allemande contenant au départ 3,8 ng/L d'antimoine a vu ce taux augmenter jusqu'à 359 ng/L après embouteillage. Cette concentration a atteint 626 ng/L après trois mois[102]. En amont de l'embouteillement, l'eau passe par un certain nombre de circuits qui ne sont pas vierges de tout plastique non plus. Or, tout matériau en contact avec l'eau, surtout si la température augmente à l'occasion d'un stockage, par exemple, va nécessairement diffuser dans le contenu. On appelle cela la transmutation, qui concerne tout produit stocké dans un contenant en plastique.

Enfin, et ce n'est pas le moindre des arguments, bien qu'une petite partie (12 %) des bouteilles soit recyclée, ce sont des millions de tonnes de plastique qui polluent notre belle Terre et ses océans. Alors, à moins que l'eau du robinet soit chlorée au point d'être imbuvable ou contienne des taux de nitrate à la limite des normes, passez-vous d'eau en bouteille ! Le chlore étant volatil, vous débarrasserez votre eau de son goût de Javel simplement en la laissant s'aérer dans une cruche au réfrigérateur. Et, si vous aimez l'eau gazeuse, offrez-vous un gazéificateur domestique, cela vous ruinera moins que d'acheter des packs d'eau, mais n'oubliez pas de changer régulièrement les bouteilles fournies avec votre appareil, elles ont aussi une date de péremption.

---

101 Association santé environnement France.

102 *Les Métaux lourds*, synthèse de l'ASEF, juin 2017.

Il vous reste une troisième voie : la filtration. Découverte en Allemagne il y a cinquante ans, la carafe filtrante à cartouche Brita a déjà changé les habitudes de beaucoup de foyers. Le problème qui persiste est la stagnation de l'eau dans un récipient en plastique. C'est pourquoi il est préférable de fixer la cartouche du filtre à charbon directement sur le robinet.

Le marché de la filtration domestique de l'eau du robinet s'est développé et diversifié avec bien d'autres modes de filtration comme l'osmose inverse ou les filtres microporeux. À vous de faire votre étude de marché, en fonction de vos exigences mais aussi de votre budget.

Pour notre part, nous avons un petit robinet pour l'eau de boisson provenant d'un filtre à osmose inverse. Un investissement d'environ 1 000 euros au départ, peu d'entretien, une eau qui, en plus, a bon goût. Que demande le peuple ?

« OUI, MAIS COMMENT FAIRE SANS ÊTRE 100 % BIO ? »

J'ai quelques trucs à vous proposer :

1. Faites tremper vos fruits ou légumes pendant quinze minutes dans de l'eau additionnée de bicarbonate de soude à raison de trois cuillères à soupe dans l'évier propre ou une grande jatte, puis bien rincer. Lili He[103], chercheuse américaine, a montré que cela permettait d'éliminer une bonne partie des pesticides.

2. Épluchez vos fruits et légumes, car la majorité des pesticides est dans la peau. Ne mangez pas la peau du poisson.

3. Cuisinez à la vapeur, vos légumes vont « suer » leurs pesticides !

4. Faites vos courses avec une application comme YUKA, et votre cerveau, comme je vous l'ai expliqué plus haut. En scannant le code-barres du produit, vous connaîtrez sa qualité nutritionnelle et les additifs qu'il contient. En prime, l'appli vous propose un produit équivalent, plus sain, et théoriquement moins toxique. Dans les années à venir, je pense que ce genre d'outil va se développer et devenir encore plus performant.

103 T. Yang, J. Doherty, B. Zhao, A.J. Kinchla, J.M. Clark & L. He, « Effectiveness of Commercial and Homemade Washing Agents in Removing Pesticide Residues on and in Apples », *Journal of Agricultural and Food Chemistry,* 2017.

5. Variez votre alimentation, vous risquerez moins de vous intoxiquer avec un même groupe de substances nocives.

6. Mangez local et des produits frais de saison.

LES EMBALLAGES, CONSERVES ET CONTENANTS EN TOUT GENRE

Contrairement à l'adage « peu importe le flacon, pourvu qu'on ait l'ivresse », les contenants alimentaires sont à surveiller de près.

Pendant mes vacances, je me retrouve souvent, par défaut, au rayon bio d'un hypermarché de la grande distribution, et je suis chaque fois frappée par la gabegie d'emballages des fruits et légumes, ainsi que du peu de vrac pour les produits frais biologiques. En magasin bio, acheter en vrac est plus facile, mais, pour les produits secs (pâtes, riz, céréales, fruits secs, farine...), il m'est tout de même arrivé de trouver des locataires indésirables – larves de mites en l'occurence – qui ont contaminé mes réserves alimentaires à la maison. Un bon conseil : dès que vous déballez vos courses, mettez chaque produit dans un récipient en verre hermétique, vous limiterez largement les risques de contagion à vos autres provisions !

J'ai récemment découvert une nouvelle marque[104] dans le circuit bio qui nous apporte la solution : elle propose tout ce que vous achetiez en vrac ou emballé (sucre, riz, farine…) conditionné dans des contenants en verre consignés. Par ailleurs, de plus en plus d'initiatives voient le jour pour le retour à la consigne et au vrac (P'tit Poids, Bout'à Bout, Jean Bouteille…), et ça, ce sont de vraies bonnes idées !

En revanche, s'escrimer à décoder les pictogrammmes supposés nous aider à choisir le « bon » emballage plastique ne résout rien du tout. La seule solution durable, c'est la démarche zéro déchet.

Si vous aviez un doute quant à l'utilité de cet étiquetage, sachez que ses symboles correspondent au Resin Identification Code, un label mondial, privé, non contrôlé et sans aucun caractère obligatoire[105]. Vous voulez essayer ? Chiche, et bon courage, voilà de quoi vous triturer les méninges devant l'emballage plastique de votre paquet de pâtes ou de votre barquette de fraises d'Espagne.

---

104 Le Moulin des peupliers.

105 Source : site cancer-environnement.fr dont les informations proviennent des institutions officielles (ANSES, CIRC, INCA, INPES, INVS, OMS) citées de nombreuses fois dans cet ouvrage.

POLYTÉRÉPHTALATE
D'ÉTHYLÈNE (PET)

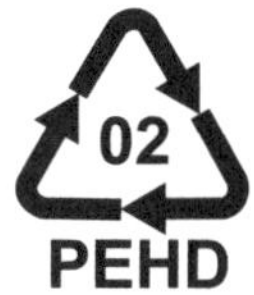

POLYÉTHYLÈNE
HAUTE DENSITÉ (PEHD)

POLYCHLORURE
DE VINYLE (PVC)

POLYÉTHYLÈNE
BASSE DENSITÉ (PEBD)

POLYPROPYLÈNE (PP)

POLYSTYRÈNE (PS)

AUTRES PLASTIQUES

Vous voulez le tiercé gagnant ? Jouez le 2, le 4 et le 5, ce sont les plus sûrs. Pour plus de détails et les autres pictos, je vous renvoie à l'annexe 3 (voir p. 233).

Vous l'aurez compris, si, pour chacun de nos achats alimentaires nous voulons connaître sa teneur en sucre, en sel, en graisse, en calories, en additifs et colorants, lire le nutriscore, trouver la date limite de consommation, de fabrication et d'emballage, vérifier qu'il est local, bien sûr, débusquer les perturbateurs endocriniens, et, en plus, comprendre le pictogramme de l'emballage, on n'est pas près d'avoir terminé nos courses !

— Les boîtes de conserve

Je me souviens avoir ouvert il y a peu de temps une boîte de conserve de tomates concassées bio italiennes, et que vois-je à l'intérieur ? Un magnifique revêtement blanc de résine époxy connu pour relarguer du bisphénol A à tout ce qui le touche, et, en l'occurrence, à mes tomates bio !

En pratique, ce genre de mésaventure ne devrait plus vous arriver en France depuis le 1er janvier 2015, date d'interdiction du bisphénol A dans tous les contenants alimentaires.

La réglementation n'étant pas internationale, jetez un coup d'œil dans vos canettes si vous vous désaltérez d'une bière ou d'un soda à l'étranger et, surtout, abstenez-vous si vous êtes enceinte !

— Les cartons, gobelets et sachets en papier

En 2005, trente millions de litres de lait infantile ont été retirés du marché italien en raison de la présence d'un photo-initiateur (le benzophénol) provenant d'une encre qui a transmuté à travers le contenant en carton Tétra Pack. Les aliments particulièrement exposés à ce type de contamination sont les liquides et les graisses.

Vous ne verrez dans aucun magasin un produit dans un emballage sans aucune inscription, c'est logique. Mais si l'encre n'est pas en contact avec l'aliment, vous êtes rassuré ? Erreur !

Remontons ensemble la chaîne de production de l'emballage. En fin de chaîne, avant la livraison sur le lieu de production pour y être remplis, à votre avis, comment sont stockés les boîtes ou les cartons ? Ils sont empilés, face externe (avec les encres toxiques) au contact intime de la face interne supposée saine.

Quelques exemples pour illustrer cela :

- une boisson chaude, lactée servie dans un Starbucks™, tout le monde connaît. Nous avons au moins quatre voies de contamination : l'intérieur du gobelet est tapissé d'un imperméabilisant (famille des PFC possible), il a été en contact avec l'encre (huiles minérales) du gobelet précédent de la pile, le liquide est chaud et gras, et, bien sûr, le chocolat chaud n'est pas vraiment bio… À la vôtre !
- des copains débarquent à l'improviste, on commande des pizzas à livrer à domicile. Vous voyez les boîtes ? Imperméabilisées dedans et imprimées dehors, et une pizza grasse et chaude à l'intérieur. Même cas de figure que l'exemple précédent.

Heureusement, dans mon magasin bio, les cornets sont en papier recyclé, et l'impression est garantie sans encre minérale. C'est déjà pas mal, mais que savons-nous des traitements et des résidus d'encre qu'ils contiennent après l'opération de recyclage du papier ?

Olivier Vitrac[106], chercheur à l'INRA qui travaille sur les processus de la chaîne industrielle aboutissant à un emballage, quel qu'il soit, montre que tout migre, très vite, entre les matériaux, et pas uniquement en traversant les emballages. Bien des industriels, sous réserve qu'on leur propose un mode de production efficient et économiquement viable, sont prêts à investir dans des chaînes de production et d'emballage minimisant les risques de contamination chimique.

— Les contenants en plastique

Ils sont absolument tous susceptibles de contenir des phtalates, des bisphénols et des polycarbonates. Cela va du film alimentaire souple aux boîtes de conservation rigides.

Au secours, que faire ?

1. Bannissez de vos placards tous les récipients en plastique et remplacez-les par du verre et de l'inox. Ça, ce n'est pas compliqué !

2. Achetez des produits frais qui n'auront pas été en contact trop longtemps avec l'emballage et, surtout, sortez-les du paquet assez rapidement pour les conserver dans vos jolis récipients en verre ou en inox.

[106] O. Vitrac, INRA, UMR1145, Équipe I2MC, Massy.

3. Emportez chez votre poissonnier ou boucher vos propres contenants pour éviter les emballages des commerçants. Au début, ils tiquent un peu et, ensuite, vous verrez – expérience perso –, vous ferez des émules parmi les clients !

4. Adoptez les petits sacs en coton bio pour vos fruits, légumes et produits en vrac ; remplacez votre film alimentaire étirable par son équivalent réutilisable à la cire d'abeille (Waxwrap).

5. Maintenons la pression sur les politiques, afin que la réglementation évolue et contraigne les industriels à modifier leurs processus de fabrication et de contrôle, et, ça, c'est possible !

– MES USTENSILES DE CUISINE

Les robots, la bouilloire

En dehors des bols de robot en inox, tous ceux en plastique ou PVC vont transmettre des substances potentiellement toxiques aux aliments, d'autant plus que le frottement est important et que l'aliment est chaud.

Dès que votre ancienne bouilloire en plastique donne des signes de faiblesse, changez-en vite pour une en métal inoxydable.

— Les spatules, louches et cuillères spéciales

Elles sont, en général, dans un plastique semi-rigide noir et antiadhésif. Dès que c'est possible, utilisez une cuillère en bois.

— Les poêles et casseroles antiadhésives

Les anciennes générations de poêle à revêtement Téflon sont à fuir comme la peste, et celles, toutes rayées, qui traînent encore dans vos placards, zou, à la poubelle !

Les nouvelles générations se veulent moins toxiques, mais j'ai quelques doutes. Il est vrai qu'on en avait pris l'habitude, de ces revêtements non-adhésifs. Si vous êtes vraiment accro (comme un steak dans une poêle inox...), testez les nouvelles générations de poêles antiadhésives et jetez-les dès qu'elles commencent à être abîmées.

Certaines marques proposent des poêles « vertes », non-adhésives et sans aucun Téflon, mais qui sont très onéreuses. Les poêles avec un revêtement céramique sont bien moins chères, mais la plupart des auteurs les estiment aussi dangereuses que les poêles à revêtement Téflon. Je n'ai pas trouvé dans la littérature de détails plus précis sur les poêles revêtues de céramique, en particulier concernant la nature du produit qui rendrait leur usage dangereux. Serait-ce par analogie avec toutes les molécules aux propriétés imperméabilisantes ou antiadhésives que l'on invoque le principe de précaution pour ces ustensiles-là ?

En conclusion, il reste la poêle inox ou, si vous êtes un grand chef, avec des biceps bien musclés, la poêle en fonte à culotter dans les règles de l'art. Pour ma part, j'ai essayé la poêle inox, mais, n'étant déjà pas très douée en cuisine, j'avoue que ce ne fut pas un franc succès. Pour les casseroles, misez sur l'inox et la cuisson vapeur. Et, comme je laisse la fonte aux haltérophiles, je me rabats sur les poêles antiadhésives « vertes ». C'est ce qu'on appelle un compromis !

LES PRODUITS DE NETTOYAGE

On les stocke bien souvent à la cuisine, sous l'évier, n'est-ce pas ? Comme la plupart des détergents contiennent des alkylphénols volatils, essayez de leur trouver une place ailleurs, à la cave ou sur le balcon, par exemple.

Pour faire la vaisselle ou le ménage, vous pouvez associer les produits traditionnels, comme le vinaigre blanc, le bicarbonate de soude, la terre de Sommières, le jus de citron, le savon noir, les paillettes de savon de Marseille et les produits de nettoyage certifiés biologiques. Pour votre initiation, j'ai trouvé en magasin bio un kit de nettoyage écologique, avec la plupart de ces produits ; c'est plutôt sympa comme expérience.

Investissez dans un nettoyeur vapeur qui, sans aucun produit adjuvant, nettoie, rafraîchit et désinfecte. Utilisez des chiffonnettes non imprégnées dont la structure du tissu par elle-même capture la poussière et la saleté. Qui dit mieux ?

DANS MA SALLE DE BAINS

LES COSMÉTIQUES

Les cosmétiques, c'est un peu comme l'alimentation : on veut bien faire un effort, mais nos rituels d'hygiène, de soin et de beauté font partie de nous. Nous sommes sensibles aux odeurs – parfois reliées à des souvenirs intimes –, et la texture d'une crème participe au plaisir de son application.

Je pourrais vous dire de jeter vos pots de crème de grande marque payés une fortune pour passer à l'exclusivement bio, mais ce n'est pas si simple de s'en défaire. Quant aux cosmétiques bio, s'il en est d'excellents, beaucoup ont encore des progrès à faire pour ne pas s'oxyder trop vite (pas facile sans parabène), ne pas sentir l'huile de leur base (pas simple sans fragrance chimique) et ne pas laisser une sensation poisseuse sur la peau.

Le vernis à ongles contient de nombreuses substances volatiles toxiques, il est à éviter absolument pendant la grossesse et si l'on côtoie de jeunes enfants.

Quant au rouge à lèvres, faites le compte du nombre de tubes que vous avez ingérés depuis toutes ces années, surtout si vous en appliquez plusieurs fois par jour…

Les molécules à éviter

Pour ceux – et surtout celles – qui, sans se convertir aux cosmétiques bio, souhaitent choisir leurs produits de beauté avec circonspection, je vous fais d'abord un petit rappel de chimie sur les quatre substances à pister sur les étiquettes.

Si, comme moi, vous avez essayé de déchiffrer la composition d'un cosmétique ou d'un gel douche, vous aurez vite abandonné, car, honnêtement, c'est presque mission impossible, et on perd un temps fou ! Pour une lecture rapide, ne retenez que phtalate et paraben en suffixe, et triclosan tel quel. Pour les filtres UV des produits solaires, s'ils sont minéraux, c'est habituellement spécifié. Et, pour vous simplifier la vie, téléchargez l'appli qui va bien !

LES PHTALATES : ils se cachent dans les parfums ou « fragrances ». Seules deux substances de cette famille chimiques sont strictement interdites dans la composition des cosmétiques, mais on en trouve presque toujours dans les parfums.

LES PARABÈNES : ils sont présents comme conservateurs dans de nombreux produits d'hygiène ou de beauté.

LE TRICLOSAN : il s'agit d'un antibactérien présent dans les gels douche, shampooings, dentifrices et déodorants. En janvier 2016, la Commission européenne a décidé de « ne pas approuver » l'utilisation du triclosan dans les produits d'hygiène en contact avec la peau, comme les savons antibactériens utilisés dans les hôpitaux. Cette décision, entrée en vigueur en 2017, signifie donc son interdiction pure et simple. En revanche, dans les produits cosmétiques, son utilisation est limitée, mais toujours permise, avec une concentration maximale de 0,3 % pour les dentifrices, savons, déodorants, et une concentration maximale de 0,2 % pour les bains de bouche.

LES FILTRES UV : il existe deux classes de filtres ultraviolets : les filtres minéraux et les filtres organiques. Les filtres organiques ne laissent pas de traces blanches sur la peau lors de l'application. Leur rôle est d'absorber la lumière grâce à une réaction chimique complexe. Ces filtres chimiques sont suspectés d'être des perturbateurs endocriniens. Les filtres minéraux sont utilisés dans les crèmes solaires biologiques. Ce sont de fines particules ayant pour but de refléter la lumière, mais ils laissent souvent lors de leur application un film blanc sur la peau. Ce défaut tente d'être corrigé en fractionnant toujours plus les fines particules minérales, afin de les rendre invisibles, ce qui pose un nouveau problème : celui de l'innocuité des nanoparticules qui peuvent très facilement traverser la barrière cutanée, mais c'est une autre histoire. Il ne vous reste donc qu'à vous protéger du soleil par tous les autres moyens à votre disposition : vêtements couvrants, chapeau, parasol et pas d'exposition directe !

Les conseils

Évitez en premier lieu les produits que vous risquez d'ingérer ou d'inhaler : les sprays en tout genre, le vernis à ongles, le rouge à lèvres, les colorations capillaires et les permanentes.

Quand vous vaporisez du parfum, faites-le bouche fermée, en apnée et loin du visage.

Soyez d'autant plus vigilant que la surface à traiter est grande, comme pour les crèmes pour le corps.

LES PRODUITS D'HYGIÈNE

Cela se résume en quelques conseils simples :

- **débusquez parabènes, phtalates et triclosan sur les étiquettes ;**
- **méfiez-vous des fragrances et parfums artificiels, ce sont très souvent des phtalates ;**
- **préférez le savon simplex (qui n'est composé que d'un seul élément) aux gels douche ;**
- **bannissez les lingettes ;**
- **choisissez des produits labellisés bio, ils sont abordables et souvent agréables.**

LE RIDEAU DE LA DOUCHE

Voilà le plus bel exemple d'utilisation des phtalates, dont la propriété est d'assouplir les plastiques. Si possible, installez une paroi en verre.

AUX TOILETTES

On détartre avec du bicarbonate de soude dissous dans du vinaigre blanc chauffé, et, si cela ne suffit pas, on y va au savon de Marseille et à l'huile de coude ! Et, pour ceux qui veulent des toilettes qui fleurent bon la rose, quelques gouttes d'huile essentielle bio déposées sur une feuille de papier de toilette ou un coton feront l'affaire.

DANS MA CHAMBRE À COUCHER

On y passe beaucoup de temps, et c'est un espace confiné. La première habitude à prendre, comme pour tout le reste de la maison, c'est de l'aérer régulièrement.

LES MEUBLES, TAPIS ET RIDEAUX

Lorsque l'on s'installe, c'est bien commode et même sympa de faire ses emplettes dans un magasin de meubles branchés, variés, pas trop chers, mignons, pratiques, ergonomiques, amusants, universels, en kit et parfois scandinaves…

Quid des colles, vernis, colorants, etc. ? Des grands groupes comme Ikea mettent en avant, ne serait-ce que pour leur image de marque, leur démarche de responsabilité environnementale.

Je suis allée y regarder de près, et cela ressemble surtout à des déclarations de bonnes intentions. Je vous les cite : « l'impact positif sur le climat », « une vie saine et durable »,

« une économie circulaire », « équité et égalité ». D'ici à prendre de vraies mesures pour protéger votre santé, il y a encore du chemin à parcourir ! Mais ne désespérons pas, car, sous la pression de la demande, de l'opinion publique et de la réglementation, je prends le pari que nous assisterons à des progrès.

Et, pour votre intérieur, en cherchant bien, vous trouverez des meubles en bois brut que vous pourrez passer à l'huile dure bio, dont j'ai utilisé des litres pour toutes les boiseries de ma maison. Je vous promets que cela tient, est du plus bel effet et évite les taches.

Les meubles d'occasion ou de famille ont eu le temps de s'aérer et ont perdu une bonne part de leur toxicité. Mais je comprends que vous ayez envie et besoin de la commode, du tour de lit et de l'armoire aux noms suédois imprononçables. Dans ce cas, laissez-les s'aérer dans une autre pièce que votre chambre à coucher pendant un certain temps.

Idem pour les tapis ou les rideaux, que vous pourrez même, si la météo est favorable, étendre en plein air. Installez progressivement chaque pièce de mobilier dans la chambre, histoire de ne pas vous saturer les narines en perturbateur endocrinien en une fois. Bref, distillez le poison.

Si vous êtes enceinte ou prévoyez une grossesse, différez ou anticipez l'opération « je refais ma chambre ».

LA LITERIE

Les publicités pour les matelas ne manquent pas et vous assurent un sommeil de rêve. Mais, si vous y regardez de plus près, ce pourrait être un cauchemar. Vous risquez littéralement de sniffer des antitaches aux PFC et des retardateurs de flamme pendant que vous serez innocemment endormis dans les bras de Morphée !

Et, pourtant, l'intérêt des ignifugeants est très discuté. En effet, en 2015, l'ANSES, interrogée pour savoir s'il fallait rendre ces traitements anti-flamme obligatoires dans les meubles rembourrés et les matelas, a répondu par la négative. On trouve maintenant des matelas et des canapés garantis sans retardateurs de flamme. D'après le journal en ligne québécois *La Presse+* dans son édition du 20 octobre 2015, même la très suédoise enseigne à quatre lettres aurait banni ces produits de tous ses matelas, meubles rembourrés, tapis et textiles depuis le 1er janvier 2015. Bon, c'est toujours ça, mais il y a encore du boulot pour le reste, à commencer par les formaldéhydes des colles.

LES DRAPS, COUVERTURES ET COUETTES

Privilégiez les labels Oeko-tex ou, au minimum, lavez tout avant de vous mettre dans de beaux draps. Mais ne lavez pas avec n'importe quelle lessive, choisissez-la écolabellisée !

LA GARDE-ROBE

Les conseils suivants sont valables pour toute la famille. Je suis sûre que vous êtes à présent suffisamment calés sur le sujet pour en deviner les trois-quarts. On teste, chiche ?

- **je choisis des fibres naturelles et, si je peux, je cherche une boutique de vêtements bio-chics (tant qu'à faire) ; je piste le label Oeko-tex. C'est trop cher ? Que celle qui n'a jamais acheté un vêtement qu'elle n'a porté qu'une fois parce que c'est la mode et n'a plus osé le mettre ensuite me jette la première pierre ! On achète moins et mieux, et le tour est joué ;**
- **je lave systématiquement ce que je vais porter pour la première fois avec une lessive bio, *of course* !**
- **j'utilise des cintres en bois de cèdre, ça sent bon, c'est naturel, et ça évite les mites. Pour les accros des armoires de mamie à la lavande, ouvrez l'œil, car les fragrances sont souvent chimiques. Quelques gouttes d'huile essentielle de lavande sur un mouchoir, c'est bien mieux !**

DANS LA CHAMBRE DES ENFANTS ET DU BÉBÉ

On y redouble de vigilance pour le mobilier, la literie et les textiles, comme dans votre propre chambre à coucher.

Reste la question des jouets et des peluches. Le contact avec la peau et la bouche de nos petits loulous est inévitable, et leur organisme en pleine formation, en particulier cérébrale et génitale, est extrêmement sensible aux perturbateurs endocriniens.

Pour le Noël de mes petites filles, j'ai mené ma petite enquête dans diverses enseignes de jouets de Strasbourg, y compris au rayon jouet d'un magasin connu pour son penchant « nature ».

Impossible de trouver un jouet ou une peluche labellisée non toxique ; on ne m'a vanté qu'un doudou en coton bio (mais *quid* du traitement ignifugeant ?) ou un jeu en bois de forêt écoresponsable, tout brillant de vernis (éther de glycol), joliment peint (encres minérales) et assemblé à la colle (formaldéhyde)[107] !

L'association WECF[108] a édité un guide sur les jouets, à télécharger, qui renvoie aussi à d'autres sites comme www.projetnesting.fr et www.oeko-tex.com que je vous recommande vivement.

107 La présence des substances entre parenthèses est possible mais pas obligatoire, je les ai mises pour la beauté de la démonstration !

108 Women in Europe for a Common Future ; www.wecf.eu

Et voilà ma petite liste de conseils :

- **moins de jouets, mais de qualité, en fibre naturelle Oeko-tex, et si, en prime, vous dégottez un label qui vous garantit l'absence de substance toxique, vous avez bien de la chance ou... vous avez changé de planète !**
- **évitez les objets qui dégagent un parfum ou une odeur « chimique » de plastifiant ;**
- **attention, les poupées miniatures sont considérées comme objet de décoration et échappent à la réglementation !**
- **ne donnez jamais une peluche publicitaire à un enfant ;**
- **dur, dur d'échapper aux plastiques pour beaucoup de jouets, mais sachez que plus ils sont souples ou dégagent une odeur (comme les jeux gonflables pour les piscines, par exemple), plus il faut s'en méfier. Repérez les étiquettes « sans PVC » ;**
- **les jouets en bois, c'est super... à condition qu'ils soient en bois brut !**
- **vigilance pour les crayons de couleurs, les feutres, la peinture à l'eau, les peintures au doigt et la pâte à modeler. Ils peuvent contenir du plomb, des phtalates et des formaldéhydes. Bon appétit, les petits !**

DANS MA VOITURE

Bienvenue au royaume des bisphénols, phtalates, retardateurs de flamme bromés, PVC et autres PFC ! Pas impossible que j'en oublie quelques outsiders, tant les matériaux utilisés dans l'automobile sont multiples et variés. Pour aggraver les choses, quoi de plus confiné qu'une voiture ?

Tous ces produits volatils vont directement passer dans nos poumons, à moins de rouler toutes fenêtres ouvertes même par moins 10 °C ou sous la pluie !

QUE FAIRE ?

- **si vous avez un garage fermé, laissez tous les vitrages baissés quand votre belle auto toute neuve se repose, jusqu'à ce qu'elle ne dégage plus d'odeur de neuf. Cela peut mettre facilement un an !**
- **si vous achetez une voiture d'occasion, la plupart des perturbateurs endocriniens se seront déjà volatilisés ;**
- **renoncez à acheter une voiture neuve pendant la grossesse et les deux premières années de votre bébé.**

AU BUREAU

Tous les conseils pour un habitat sain à la maison sont évidemment aussi valables pour votre lieu de travail, vous y passer quand même au minimum 35 heures par semaine ! Ces questions peuvent parfaitement se discuter en comité d'hygiène, de sécurité et des conditions de travail (CHSCT).

Un seul conseil, tout simple : éteignez les ordinateurs à la fin de votre journée, car ils contiennent tous des retardateurs de flamme bromés qui se libèrent en chauffant. S'y ajoutent, bien sûr, les composants plastiques de leur carcasse. Pas la peine de vous faire un dessin, il faut respecter la même consigne à la maison, et, en plus, vous ferez des économies, votre porte-monnaie et la planète s'en porteront mieux.

AU JARDIN

Fuyez comme la peste les phytosanitaires non étiquetés « compatibles avec l'agriculture biologique », et, même pour ces derniers, restez économes et prudents. Testez les traitements homéopathiques pour les plantes[109], privilégiez les traitements faits maison : purin d'ortie pour booster vos plantations, décoction de prêle contre les maladies cryptogamiques, savon mou contre les pucerons, cendre et bière pour les limaces…

109 C. Maute, *Homéopathie pour les plantes*, Naranaya, 2013.

Introduisez des auxiliaires comme les coccinelles, attirez les oiseaux par des mangeoires.

Documentez-vous sur les méthodes de culture naturelle en associant les plantes, en travaillant le sol en surface, testez la permaculture.

Et, quand vous traitez et pulvérisez, c'est protégé de la tête aux pieds, si possible avec un masque, toutes fenêtres de la maison fermées et par temps calme, sans vent. N'oubliez pas de bien vous laver les mains après et de passer vos vêtements au lave-linge.

Désherbez à la main, à la chaleur ou avec des accessoires mécaniques adéquats qui vous éviteront de vous casser le dos.

CONCLUSION

Nous voilà arrivés au terme de cette longue déambulation dans le monde impitoyable des perturbateurs endocriniens. Et pourtant, il faut bien continuer à vivre et garder le moral.

Oui, il y a des risques, parfois même un danger, mais il y a moyen de les minimiser à titre personnel et collectif.

Si le consommateur que vous êtes évite systématiquement les parabènes, par exemple, les industriels suivront, puisque leur but étant de vendre, ils seront forcés de s'adapter à la demande.

Si vous orientez votre alimentation davantage vers les produits biologiques, l'agriculture changera d'elle-même ses méthodes de culture, et ainsi de suite.

Et cela commence déjà – même si c'est parfois un argument publicitaire un peu fallacieux – avec les produits « sans » : sans OGM, sans parabènes, sans colorants, etc. C'est toujours cela de moins.

Nous sommes citoyens du monde, les polluants ne connaissent pas les frontières. Pas d'autre abri pour nous que la Terre, et, sans air pur ni eau saine, pas de survie.

Même si vous n'avez pas l'âme militante, vous avez le pouvoir d'infléchir l'évolution de notre environnement en faisant des choix personnels responsables et en soutenant ceux qui se battent pour notre avenir.

Je reste malgré tout positive, car je crois en la capacité de l'Homme à prendre son avenir en main et en son incommensurable instinct de survie. Mais… il est grand temps de se réveiller et de se retrousser les manches !

À bon entendeur…

ANNEXES

ANNEXE I

RÉCAPITULATIF DES SOURCES ET DES EFFETS DES PERTURBATEURS ENDOCRINIENS

Et, maintenant, je vais essayer de vous faire une synthèse de tout cela… Pas facile, style télégraphique indispensable, quelques approximations, mais vous pourrez toujours revenir aux chapitres correspondants pour plus de précisions.

SYNTHÈSE 1

On part du produit chimique et on le débusque dans notre environnement !

DDT ET DÉRIVÉS / PESTICIDES

SOURCE

Sol, air, eau, chaîne alimentaire, comme tous les POP (polluants organiques persistants)

USAGE DOMESTIQUE

Produits de jardinage

ALIMENTATION

Fruits, légumes, produits laitiers, viande, bref TOUT !

RETARDATEURS DE FLAMME BROMÉS

SOURCE

Sol, air, eau, chaîne alimentaire (= POP)

USAGE DOMESTIQUE

Peluches, tissus, matériel électronique (télévision, ordinateur), meubles, sièges, mousses, matelas

ALIMENTATION

Non

PHTALATES (PLASTIFIANT ET PVC)

SOURCE

Nombreux produits de consommation et objets

USAGE DOMESTIQUE

Revêtements plastifiés, produits hygiène, parfums, polluant intérieur ++

ALIMENTATION

Produits préemballés

BISPHÉNOLS (BPA, POLYCARBONATES, RÉSINES ÉPOXYDES = PLASTIFIANT)

SOURCE

Sol, air, eau, chaîne alimentaire , BPA interdit au contact alimentaire en France et dans les biberons en UE

USAGE DOMESTIQUE

Boîtes de conserve et canettes hors France, bonbonnes d'eau, plastique transparent dur (bol mixer), intérieur des portes de frigo, composites dentaires, dispositifs médicaux, lunettes, DVD, CD, carton recyclé

ALIMENTATION

Poissons gras, eau

PCB

SOURCE

Persiste dans les sols, l'air, l'eau, et la chaîne alimentaire. Pourrait avoir disparu en 2028 ... avec un peu de chance !

USAGE DOMESTIQUE (AVANT 1970)

Transformateurs électriques, lubrifiants, encres, peintures, plastifiants

ALIMENTATION

Graisse ours polaires, gros poissons +++, bétail, volaille → viandes, œuf, lait

DIOXINE (PROCHE PCB)

SOURCE

Sol, air, eau, chaîne alimentaire

USAGE DOMESTIQUE

Air, incinérateurs, industrie chimique (phénols chlorés)

ALIMENTATION

Poissons gras

MERCURE, ARSENIC, MÉTAUX

SOURCE

Sol, air, eau, chaîne alimentaire

USAGE DOMESTIQUE

Amalgames dentaires, industrie, agriculture

ALIMENTATION

Produits de la mer, eau de boisson

PFC = TENSIOACTIFS

SOURCE

Nombreux produits de consommation courante

USAGE DOMESTIQUE

Revêtements antiadhésifs (cuisine),
papier et carton résistants aux graisses,
traitement imperméabilisant ou antitache,
articles de sport, mobilier de jardin, meubles, tapis

ALIMENTATION

Tout aliment au contact

ALKYLPHÉNOLS

SOURCE

Produits ménagers, air

USAGE DOMESTIQUE

Détergents, carburants, caoutchouc

ALIMENTATION

Non

PHYTO-ŒSTROGÈNES

SOURCE

Surtout le soja et ses principes actifs daidzéine et génistéine

USAGE DOMESTIQUE

Non

ALIMENTATION

Tofu, yaourt, lait soja → consommer avec modération, compléments alimentaires

FILTRES UV ORGANIQUES

SOURCE

Cosmétiques, certains aliments transformés sensibles à la lumière (emballage transparent)

USAGE DOMESTIQUE

Crèmes solaires non minérales +++

ALIMENTATION

Difficile à évaluer, se méfier des produits transformés exposés à la lumière dans leur emballage

SYNTHÈSE 2

On part des mêmes produits chimiques, maintenant que l'on sait où ils se planquent, et on s'intéresse à leur effet potentiel sur la santé. Vous avez compris – du moins, je l'espère! – qu'en ce domaine il reste de nombreuses incertitudes et que l'établissement d'une relation forte de cause à effet est extrêmement difficile à établir. Nous appliquerons donc le principe de précaution en mettant « oui » quand il y a suspicion d'effet perturbateur endocrinien, même *in vitro* ou chez l'animal, et «?⃟» dans l'attente de nouvelles révélations…

DDT ET DÉRIVÉS / PESTICIDES

CANCERS

Sein, prostate, thyroïde

MALFORMATIONS

?

ANOMALIES DE LA REPRODUCTION

Chez l'animal : anomalies de l'attirance sexuelle, baisse de la fertilité

ANOMALIES DU DÉVELOPPEMENT CÉRÉBRAL

TSA, TDAH, baisse QI

IMPACT THYROÏDIEN

Oui

TROUBLES MÉTABOLIQUES (DIABÈTE, OBÉSITÉ)

Oui

RETARDATEURS DE FLAMME BROMÉS

CANCERS

Non

MALFORMATIONS

?

ANOMALIES DE LA REPRODUCTION

?

ANOMALIES DU DÉVELOPPEMENT CÉRÉBRAL

Oui, TSA, TDAH

IMPACT THYROÏDIEN

Oui

TROUBLES MÉTABOLIQUES (DIABÈTE, OBÉSITÉ)

Oui

PHTALATES (PLASTIFIANT ET PVC)

CANCERS

Non

MALFORMATIONS

Démontré chez l'animal et plus que probable chez les petits garçons (hypospadias, cryptorchidie)

ANOMALIES DE LA REPRODUCTION

Altération spermogramme chez l'homme, anomalies de l'attirance sexuelle chez l'animal

ANOMALIES DU DÉVELOPPEMENT CÉRÉBRAL

Probable (TSA)

IMPACT THYROÏDIEN

Possible

TROUBLES MÉTABOLIQUES (DIABÈTE, OBÉSITÉ)

Oui

BISPHÉNOLS (BPA, POLYCARBONATES, RÉSINES ÉPOXYDES = PLASTIFIANT)

CANCERS

Sein

MALFORMATIONS

Possible car agit comme un anti-androgène

ANOMALIES DE LA REPRODUCTION

Oui

ANOMALIES DU DÉVELOPPEMENT CÉRÉBRAL

Oui

IMPACT THYROÏDIEN

Oui

TROUBLES MÉTABOLIQUES (DIABÈTE, OBÉSITÉ)

Oui

PCB

CANCERS

Sein

MALFORMATIONS

Génitales chez l'animal (ours polaire, alligator)

ANOMALIES DE LA REPRODUCTION

Oui

ANOMALIES DU DÉVELOPPEMENT CÉRÉBRAL

Oui

IMPACT THYROÏDIEN

Oui

TROUBLES MÉTABOLIQUES (DIABÈTE, OBÉSITÉ)

Oui

DIOXINE (PROCHE PCB)

CANCERS

Sein (démontré chez l'animal et en post-exposition à Seveso)

MALFORMATIONS

?

ANOMALIES DE LA REPRODUCTION

?

ANOMALIES DU DÉVELOPPEMENT CÉRÉBRAL

Oui

IMPACT THYROÏDIEN

Oui

TROUBLES MÉTABOLIQUES (DIABÈTE, OBÉSITÉ)

Oui

MERCURE, ARSENIC, MÉTAUX

CANCERS

?

MALFORMATIONS

?

ANOMALIES DE LA REPRODUCTION

Oui

ANOMALIES DU DÉVELOPPEMENT CÉRÉBRAL

Oui

IMPACT THYROÏDIEN

Oui

TROUBLES MÉTABOLIQUES (DIABÈTE, OBÉSITÉ)

Oui

PFC = TENSIOACTIF

CANCERS

?

MALFORMATIONS

?

ANOMALIES DE LA REPRODUCTION

Infertilité féminine

ANOMALIES DU DÉVELOPPEMENT CÉRÉBRAL

Oui, TDAH

IMPACT THYROÏDIEN

Possible chez l'homme, oui pour l'animal

TROUBLES MÉTABOLIQUES (DIABÈTE, OBÉSITÉ)

Oui

ALKYLPHÉNOLS

CANCERS

?

MALFORMATIONS

Oui

ANOMALIES DE LA REPRODUCTION

Oui

ANOMALIES DU DÉVELOPPEMENT CÉRÉBRAL

?

IMPACT THYROÏDIEN

?

TROUBLES MÉTABOLIQUES (DIABÈTE, OBÉSITÉ)

Oui

PHYTO-ŒSTROGÈNES

CANCERS

Sein

MALFORMATIONS

?

ANOMALIES DE LA REPRODUCTION

?

ANOMALIES DU DÉVELOPPEMENT CÉRÉBRAL

?

IMPACT THYROÏDIEN

Oui

TROUBLES MÉTABOLIQUES (DIABÈTE, OBÉSITÉ)

Oui

FILTRES UV ORGANIQUES

CANCERS

?

MALFORMATIONS

?

ANOMALIES DE LA REPRODUCTION

?

ANOMALIES DU DÉVELOPPEMENT CÉRÉBRAL

?

IMPACT THYROÏDIEN

Oui

TROUBLES MÉTABOLIQUES (DIABÈTE, OBÉSITÉ)

?

ANNEXE II

RÉCAPITULATIF DES CONSEILS ET DES ALTERNATIVES FACE AUX PERTURBATEURS

ORIGINE	TOXIQUE	DANS QUOI ?
AIR, EAU	Phtalates, polluants persistants (PCB, dioxine, BPA, pesticides), perfluorés, médicaments	Les habitations, eau du robinet et en bouteille
PRODUITS AGRICOLES	Pesticides, polluants persistants	Agriculture conventionnelle
PRODUITS DE LA MER	Polluants persistants (PCB, BPA, dioxines, pesticides) mercure	Poissons de fin de chaîne
CONTENANTS ALIMENTAIRES	Phtalates, huiles minérales	En plastique, gobelets boisson chaude
USTENSILES DE CUISINE	Perfluorés, polycarbonates	Poêles anti-adhésives, spatule, robots en polycarbonate
APPAREILS ELECTRONIQUES	Retardateurs de flamme bromés, bisphénols	Ordinateur, téléphone, téléviseur…

QUE FAIRE ?	ALTERNATIVE
Aérer, rincer, ramasser les poussières, filtrer l'eau, déménager, se renseigner sur la qualité	Prendre un billet aller-simple pour Mars !
Tremper, éplucher	Alimentation biologique, trempage, cuisson vapeur
Limiter les gros poissons, privilégier les petits, retirer la peau	Poisson élevage bio (?), truite fumée d'élevage bio, maquereaux, sardines, harengs
Ne pas réchauffer au micro-ondes	Verre, inox
Ne pas utiliser poêle usée ou rayée	Émail, inox, verre, bois
Éteindre, ne pas stocker dans chambre, utiliser avec modération	Revenir au pigeon voyageur, au sémaphore et à la chandelle ?

ORIGINE	TOXIQUE	DANS QUOI ?
COSMÉTIQUES, HYGIÈNE	Phtalates, parabènes, triclosan, filtres anti-UV, BPA, métaux lourds	Crèmes, maquillage (rouge à lèvres et vernis ++), dentifrice, parfums, désinfectant mains, teintures
PRODUITS D'ENTRETIEN, BRICOLAGE	Alkylphénols	Tous les détergents, désodorisants
MEUBLES, TEXTILES, MATELAS	Phtalates, perfluorés, retardateurs de flamme bromés	Mobilier et vêtements neufs, articles sport, mobilier jardin
JOUETS, ARTICLES PUÉRICULTURE	Polycarbonates (BPA), phtalates, retardateurs de flamme bromés	Durs : polycarbonates Mous : phtalates
ALIMENTATION INDUSTRIELLE	Parabènes, bisphénols	E214, E216, E218, pâtisserie, confiture, conserves
DISPOSITIFS MÉDICAUX, RÉSINES DENTAIRES, MÉDICAMENTS	Phtalates, BPA	Tubulures, poches, paracétamol (+/-)
PRODUITS PHYTOSANITAIRES	Pyréthrinoïdes	Anti-puces chiens, chats, produits jardinage, insecticides

QUE FAIRE ?	ALTERNATIVE
Protection naturelle du soleil, limiter l'usage, rincer ++	Savon bio, crème solaire minérale (*quid* des nanoparticules ?), parasol et chapeau de soleil
Utiliser un minimum de produit, bien rincer	Savon noir, vinaigre blanc, bicarbonate de soude, label bio (peintures)
Aérer, laver avant usage, éviter matelas mousse	Mobilier ancien, bois massif
Télécharger guide WECF	Matériau naturel, laver avant usage, label Oeko-tex, biberons en verre ou silicone
Cuisiner frais	Consommer bio, frais et, tant qu'à faire, local
Renforcer la réglementation sanitaire	Médecines complémentaires, bonne hygiène de vie, établissements labélisés
Masque, gants, lunettes, vêtement adapté, protéger la maison	Moustiquaire, « phytosanitaires » bio ou alternatives naturelles

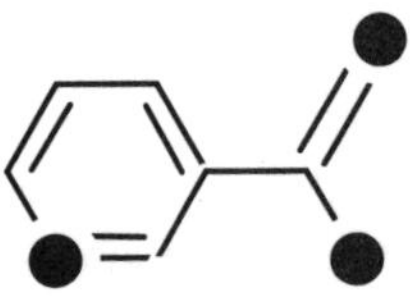

ANNEXE III

LA CLASSIFICATION DES PLASTIQUES

✗ **PAS SÛR**
Plastique potentiellement perturbateur

✓ **SÛR**
Plastique non perturbateur d'après les études

01
PET

POLYTÉRÉPHTALATE D'ÉTHYLÈNE (PET) OU *POLYETHYLENE TEREPHTALATE* (PETE)

Bouteilles d'eau, de boissons gazeuses, de jus de fruits, d'huile de cuisine… (transparent). Emballages jetables de toutes sortes, sac de cuisson, barquette alimentaire, emballages de cosmétique.

✗ **PAS SÛR**

Plusieurs études montrent le relargage de perturbateurs endocriniens, dont le trioxyde d'antimoine.

02
PEHD

POLYÉTHYLÈNE HAUTE DENSITÉ (PEHD) OU *HIGH DENSITY POLYETHYLENE* (HDPE)

Souvent utilisé pour les bouteilles de détergents, de jus de fruits, de lait (opaque), bouchons vissés, flacons pour cosmétiques, gels douches.

SÛR

D'après l'Institut national d'information en santé environnementale (Canada) et le Réseau environnement santé (France).

03
PVC

POLYCHLORURE DE VINYLE (PVC)

Peu utilisé dans les emballages alimentaires, si ce n'est pour emballer le fromage et la viande. Surtout utilisé dans la fabrication de jouets, de tuyaux en plastique, de rideaux de douche.

PAS SÛR

D'après l'Institut national d'information en santé environnementale (Canada) et le Réseau environnement santé (France).

04
PEBD

POLYÉTHYLÈNE BASSE DENSITÉ (PEBD) OU *LOW DENSITY POLYETHYLENE* (LDPE)

Sacs congélation, sacs poubelles, poches zippées alimentaires, films alimentaires, barquettes.

✔ **SÛR**

D'après l'Institut national d'information en santé environnementale (Canada) et le Réseau environnement santé (France).

05
PP

POLYPROPYLÈNE (PP)

Certaines tasses pour enfant, certaines gourdes réutilisables pour sportifs, récipients alimentaires réutilisables.
Pots de yaourt, de margarine, de beurre, planches à découper en plastiques.

✔ **SÛR**

D'après l'Institut national d'information en santé environnementale (Canada) et le Réseau environnement santé (France).

06

PS

POLYSTYRÈNE (PS)

Barquettes alimentaires à emporter, barquettes de viandes et poisson, gobelets, couverts et verres en plastiques jetables, pots de yaourts. Sous forme expansée, sert à l'emballage et à l'isolation.

✖ PAS SÛR

Le polystyrène relargue du styrène, suspecté d'être cancérigène.

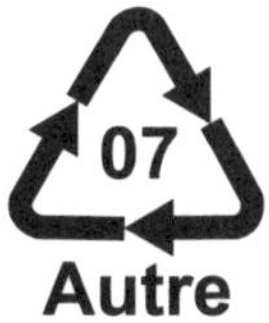

AUTRES PLASTIQUES

Cette catégorie comprend tous les types de plastique qui ne sont pas inclus dans les autres. Notamment le polycarbonate (PC) qui compose les biberons, les résines internes des boîtes de conserve, les bonbonnes d'eau, les récipients pour micro-ondes, mais aussi le petit électroménager.

✗ PAS SÛR

Le PC contient du bisphénol A, qui est un perturbateur endocrinien.

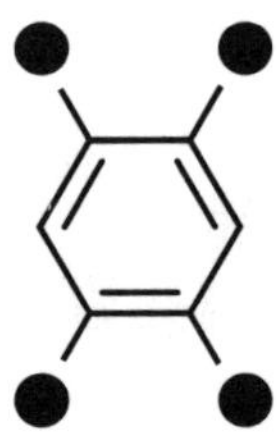

GLOSSAIRE

ACIDE FOLIQUE : vitamine B9 indispensable au renouvellement cellulaire et au développement du fœtus.
Prescrit en complément aux femmes du désir de grossesse à la fin du deuxième mois.

ACIDE RÉTINOÏQUE : dérivé naturel de la vitamine A qui joue un rôle sur le développement embryonnaire en régulant l'expression de gènes cibles.

ADÉNOMYOSE : anomalie de la zone de jonction entre l'endomètre (muqueuse qui tapisse l'utérus) et le myomètre (muscle de la paroi utérine), qui va laisser les cellules de l'endomètre infiltrer le myomètre, avec pour conséquences des dysménorrhées, des ménorragies et des métrorragies. S'inscrit dans le cadre de l'endométriose.

ADIPOCYTE : cellule graisseuse.

AMNIOCENTÈSE : examen qui consiste à prélever du liquide amniotique afin d'établir un diagnostic prénatal.

ANDROGÈNE : dit d'un composé naturel ou synthétique qui stimule et contrôle le développement des caractères mâles.

ANOVULATION : incapacité, temporaire ou définitive, de l'ovaire à émettre un ovocyte lors du cycle.

ANTI-ANDROGÈNE : molécules freinant l'activité des hormones mâles.

BISPHÉNOL A (OU BPA) : composé organique essentiellement utilisé dans la fabrication de plastiques et de résines. Interdit en France en 2015 dans tous les contenants alimentaires en raison de son action comme perturbateur endocrinien.

CRYPTORCHIDIE : absence d'un ou deux testicules dans le scrotum.

DIOXINE : groupe de composés chimiques identifiés comme des POP.

DDT (OU DICHLORODIPHÉNYLTRICHLOROÉTHANE) : insecticide synthétisé artificiellement et encore très utilisé dans la lutte contre le paludisme, même si ses effets délétères l'ont fait interdire en Occident.

DYSMÉNORRHÉE : douleurs de règles.

DYSOVULATION : ovulation irrégulière.

FSH (FOLLICULIN STIMULATING HORMON) : l'hormone folliculo-stimulante qui cible les organes reproducteurs et permet notamment l'ovulation chez la femme et la spermatogenèse chez l'homme.

FORMALDÉHYDES : composé organique présent essentiellement dans les environnements intérieurs et pointé du doigt pour ses effets irritants.

GLYPHOSATE : herbicide présent dans le cocktail commercialisé par Monsanto, Roundup®, et à l'origine d'une polémique.

GnRH : hormone peptidique à l'origine de la synthèse et de la sécrétion de la FSH.

HYPERANDROGÉNIE : excès d'hormones sexuelles mâles.

HYPERINSULINISME : excès d'insuline dans le sang.

HYPERPLASIE DU SEIN : excès de développement du tissu mammaire.

HYPOPHYSE : petite glande à la base du cerveau qui régule le fonctionnement des ovaires.

HYPOTHYROÏDIE CONGÉNITALE : maladie caractérisée par une production d'hormones thyroïdiennes insuffisante.

HYPOTHYROÏDIE EXTRÊME : quantifie la gravité de l'hypothyroïdie. En cas d'hypothyroïdie congénitale, l'hypothyroïdie est extrême. À distinguer des hypothyroïdies plus « bénignes » et fréquentes chez la femme.

HYPOTHALAMUS : structure du système nerveux central chargé de sécréter les hormones hypothalamiques en réponse aux stimuli périphériques qu'il reçoit. Régule l'hypophyse.

HYPOSPADIAS : anomalie de l'urètre dont le méat urinaire se trouve sur la face inférieure de la verge ou même au niveau du périnée.

INSULINORÉSISTANCE : syndrome qui réduit la captation du glucose au niveau des tissus cibles, en particulier les muscles.

IMC : rapport taille-poids qui détermine l'indice de masse corporelle. Le calcul se fait en divisant le poids (en kg) par le carré de la taille (en cm).

IRM : imagerie par résonance magnétique. On parle ici d'IRM fonctionnelle.

MÉNORRAGIE : règles très abondantes et longues.

MÉTHYLATION : adjonction, dans la composition chimique d'une molécule (l'ADN par exemple), d'un groupe méthyle CH3 –. Cela modifie durablement la structure initiale de la molécule.

MÉTRORRAGIE : perte de sang en dehors de la période des règles.

OBÉSITÉ MORBIDE (OU MASSIVE) : type d'obésité quand l'IMC est supérieur à 40. Avec un IMC entre 35 et 40, on parle d'obésité sévère ; entre 30 et 35, on parle d'obésité modérée ; entre 25 et 30, on parle de surpoids.

OBÉSOGÈNE : se dit de ce qui génère l'obésité.

ORGANOPHOSPHORÉS : composés organiques constitués d'au moins un atome phosphore et utilisé comme insecticide.

PARABÈNE : ester identifié comme perturbateur endocrinien et que l'on retrouve en particulier dans les produits cosmétique et d'hygiène.

PCB (POLYCHLOROBIPHÉNYLE) : polluant organique persistant que l'on retrouve en particulier dans le sol.

PERCHLORÉTHYLÈNE : composé organique volatil de la famille des solvants.

PFC (OU COMPOSÉS PERFLUORÉS) : composés halogénés gazeux très résistants à la chaleur et facilement dissous dans l'eau et les graisses. Très utilisés par les industriels, ils sont aussi identifiés comme toxiques.

PHYTOSANITAIRE : relatif aux soins donnés aux végétaux.

POP (POLLUANT ORGANIQUE PERSISTANTS) : molécules complexes définies sur la base de leur toxicité, de leur persistance dans l'environnement, de la capacité de leur transport à longue distance et de leur bio-accumulation. La dioxine, les PCB et le DDT sont les POP les plus médiatisés.

REPROTOXIQUE : qui peut altérer la fertilité ou le développement embryonnaire.

SYSTÈME ENDOCRINIEN : il s'agit de l'ensemble des organes (glandes endocrines) qui possèdent une fonction de sécrétion des hormones, notamment l'hypophyse dans le cerveau, la thyroïde, le thymus, le pancréas, l'ovaire et le testicule…

THYROÏDE : glande située à la base du cou. Elle sécrète les hormones thyroïdiennes T3 et T4, qui régulent, entre autres, la température corporelle, le poids et le rythme cardiaque.

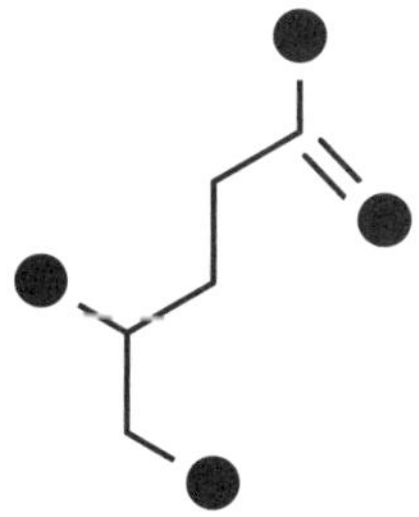

BIBLIO-GRAPHIE

SITES

ASEF (Association santé environnement France) : www.asef-asso.fr

Générations Futures : https://www.generations-futures.fr

Prévention Maison, tous les conseils pour une maison plus sûre et plus saine : www.prevention-maison.fr

Que choisir : https://www.quechoisir.org

Environmental Heath Perspectives : https://ehp.niehs.nih.gov/

WECF France (Women in Europe for a Common Future) : https://wecf-france.org

Santé publique France : https://www.santepubliquefrance.fr

ELFE (Étude longitudinale française depuis l'enfance) : https://www.elfe-france.fr

WWF France : https://www.wwf.fr

Cancer environnement, comprendre, informer et prévenir : https://www.cancer-environnement.fr

INCA (Institut national du cancer) : https://www.e-cancer.fr

INSERM (Institut national de la santé et de la recherche médicale) : https://www.inserm.fr

Projet Nesting, tous les conseils pour garantir aux nouveau-nés et à leur famille un environnement intérieur le plus sain possible : https://www.wecf-france.org/sante-environnement/decouvrir-le-projet-nesting/

Oeko-tex, label pour les produits textiles : https://www.oeko-tex.com

LIVRES

Denise Caro & Rémy Slama, *Les Perturbateurs endocriniens : comment affectent-ils notre santé au quotidien ?*, Quae, 2017.

André Cicolella, *Cancer du sein : en finir avec l'épidémie*, Les Petits Matins, 2016.

Barbara Demeneix, *Cocktail toxique : comment les perturbateurs endocriniens empoisonnent notre cerveau*, Odile Jacob, 2017.

Marie Grosman & Roger Lenglet, *Menace sur nos neurones, Alzheimer, Parkinson... et ceux qui en profitent*, Actes Sud, 2011.

Marine Jobert & François Veillerette, *Perturbateurs endocriniens : la menace invisible*, Dans le vif – Buchet Chastel, 2015.

Christiane Maute, *Homéopathie pour les plantes*, Naranaya, 2013.

Arnault Pfersdorff, *Bébé : premier mode d'emploi*, Hachette Pratique, 2017.

ARTICLES ET RAPPORTS OFFICIELS FRANÇAIS

M. Tournaire et coll., « Risque de cancer du sein chez les femmes exposées au diéthylstilbestrol *in utero* », *Thérapie*, septembre-octobre 2015, 70(5):433-441.

J. Le Moal et coll., « Évolution de la concentration spermatique en France entre 1989 et 2005 à partir des données de la base Fivnat », *Bull Epidémiol Hebd*, 2012.

K. Sofiane et coll., « Incidence de la maladie de Parkinson chez les agriculteurs et en population générale en fonction des caractéristiques agricoles des cantons français », *BEH*, avril 2018.

G. Nalbone et coll., « Perturbateurs endocriniens et maladies métaboliques : un défi majeur en santé publique », *Santé Publique*, janvier 2013 (vol. 25).

ASEF, « Les métaux lourds », 6 juin 2017.

Santé publique France, « Imprégnation des femmes enceintes par les polluants de l'environnement de France en 2011 », volet périnatal du programme national de biosurveillance mis en œuvre au sein de la cohorte Elfe, décembre 2017.

Saisine n°2012-SA-0236 de l'Agence nationale de sécurité sanitaire de l'alimentation, de l'environnement et du travail relatif à « l'identification et l'analyse des différentes techniques d'épuration de l'air intérieur émergentes ».

La stratégie nationale sur les perturbateurs endocriniens (SNPE) : « Évaluation de la mise en œuvre et propositions d'évolution », rapport CGEDD n°011609-01, IGAS n°2017-117 et CGAAER n°17103.

ANSES, Santé publique France, « Martinique / Guadeloupe : évaluation des expositions à la chlordécone et autres pesticides surveillance du cancer de la prostate », octobre 2018.

Rapport de WWF France, « Pollution plastique : à qui la faute ? », mars 2019.

INCA, « État des lieux et des connaissances, fiches repères perturbateurs endocriniens », juillet 2019.

INDEX

PRÉFACE D'ISABELLE AUTISSIER

Navigatrice reconnue et écrivain, Isabelle Autissier, très engagée pour la préservation de la planète, est également la présidente du WWF France depuis plus de dix ans.

AVANT-PROPOS DU PROFESSEUR CHARLES SULTAN

Grand spécialiste des perturbateurs endocriniens, le professeur Charles Sultan a reçu pour ses recherches le prix Andrea Prader, plus prestigieux prix international en endocrinologie pédiatrique.

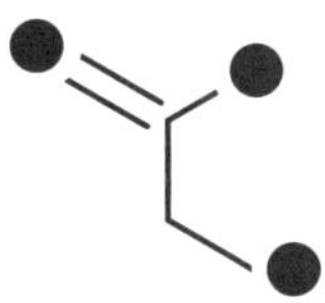

ODILE BAGOT

Ancien chef de clinique assistant des hôpitaux de Strasbourg, spécialiste en gynécologie et obstétrique depuis plus de vingt-cinq ans, Odile Bagot, également enseignante à l'université, apporte une information validée scientifiquement et accessible à tous. Son approche décomplexée et déculpabilisante, pleine d'humanité, est nourrie de l'écoute et de l'expérience de milliers de consultations.

J'aimerais exprimer ici toute ma gratitude envers le professeur Charles Sultan et Isabelle Autissier pour l'honneur qu'ils m'ont fait en rédigeant l'avant-propos et la préface de ce livre. Mes remerciements vont aussi, dans un autre registre, à Jean-Lionel, mon époux, qui n'a de cesse de m'encourager, avec amour et patience, dans toutes mes entreprises. Un merci tout particulier à mes amis Bernadette Schnitzler qui a relu ma prose avec sa minutie d'archéologue et Arnault Pfersdorff, médecin et écrivain, pour son soutien et ses conseils. Enfin, nous n'en serions pas là sans la pétillante intelligence et l'engagement de mon éditrice chérie et vénérée, Iris Dion !

DIRECTION : Guillaume Pô
DIRECTION ÉDITORIALE : Tatiana Delesalle
ÉDITION : Iris Dion
RELECTURE-CORRECTION : Emmanuelle Fernandez et Jean-Fabien Duclos
DIRECTION ARTISTIQUE : Sylvaine Beck
CRÉATION GRAPHIQUE ET MISE EN PAGES : Willem Meerloo
DIRECTION DE FABRICATION : Thierry Dubus
SUIVI DE FABRICATION : Marie Guibert

www.mangoeditions.com

DÉPÔT LÉGAL : mars 2020
ISBN : 9782317022104
CODE MDS : MN00275

Achevé d'imprimer en février 2020 par Rotolito en Italie
N° D'ÉDITION : M20051

PEFC™
PEFC/18-31-103
Certifié PEFC
Ce produit est issu de forêt gérées durablement et de sources contrôlées
www.pefc.it

Imprimé en Italie sur du papier certifié PEFC™
(issu de forêts gérées de façon responsable), avec des encres végétales, sur les presses de Rotolito, un imprimeur labellisé pour ses pratiques respectueuses de l'environnement.